系统解剖学实验

主　编　雷秀兵

副主编　任一兵　史　恺

编　者（按音序排序）

何明静	（攀枝花学院）	雷秀兵	（攀枝花学院）
刘　凡	（攀枝花学院）	罗　涛	（攀枝花学院）
马秉福	（攀枝花学院）	任一兵	（攀枝花学院）
史　恺	（攀枝花学院）	杨　阳	（攀枝花学院）

 四川大学出版社

责任编辑:许　奕
责任校对:张伊伊
封面设计:墨创文化
责任印制:王　炜

图书在版编目(CIP)数据

系统解剖学实验 / 雷秀兵主编. —成都：四川大
学出版社，2018.6
　ISBN 978-7-5690-1936-0

　Ⅰ.①系…　　Ⅱ.①雷…　　Ⅲ.①系统解剖学-实验-医
学院校-教材　　Ⅳ.①R322-33

　中国版本图书馆 CIP 数据核字（2018）第 126673 号

书　名	系统解剖学实验	
主　编	雷秀兵	
出　版	四川大学出版社	
地　址	成都市一环路南一段24号（610065）	
发　行	四川大学出版社	
书　号	ISBN 978-7-5690-1936-0	
印　刷	成都金龙印务有限责任公司	
成品尺寸	185 mm×260 mm	
印　张	9.75	
字　数	234 千字	
版　次	2018 年 6 月第 1 版	
印　次	2021 年 7 月第 2 次印刷	
定　价	45.00 元	

◆读者邮购本书，请与本社发行科联系。
　电话:(028)85408408/(028)85401670/
　(028)85408023　邮政编码:610065
◆本社图书如有印装质量问题，请
　寄回出版社调换。
◆网址:http://press.scu.edu.cn

版权所有◆侵权必究

前　言

　　《系统解剖学实验》是高等院校人体解剖学实验教学的必备教材之一，是为适应新世纪医学人才培养目标与发展的需要，根据系统解剖学实验教学的自身特点和实际情况，由具有多年教学经验的教师编写而成。全书分若干实验，每个实验又分理论复习和实验部分，实验部分按照实验目的、实验内容、实验仪器设备及消耗材料名称/数量、实验原理和方法、实验步骤、实验注意事项、思考题编写。作为实验教材，《系统解剖学实验》具有很强的实用性、科学性和启发性。语言通俗易懂，表达流畅规范，用语专业精练，逻辑严谨。本书兼顾了执业医师资格考试、护士资格考试的相关内容。《系统解剖学实验》主要适用于临床、护理、康复、检验、眼视光等本、专科专业，其他医学及相关专业亦可参考应用。本教材列出了基础要求、较高要求、高要求，其中基础要求可供中职护理、康复等专业参考。

雷秀兵

2018 年 1 月 20 日

目　录

实验一　骨学总论和观察躯干骨的形态

理论复习

运动系统由骨、骨连结和骨骼肌三部分组成。

骨以不同形式连结在一起，构成骨骼（skeleton），形成了人体的基本形态，并为肌肉提供附着，在神经支配下肌肉收缩，牵拉其所附着的骨，以可动的骨连结为枢纽，产生杠杆运动。

运动系统主要的功能是运动。简单的移位和高级活动如语言、书写等，都是由骨、骨连结和骨骼肌实现的。

运动系统的第二个功能是支持，维持体姿。

运动系统的第三个功能是保护。骨、骨连结和骨骼肌形成了多个体腔，如颅腔、胸腔、腹腔和盆腔，保护器官。

【骨学总论】

骨（bone）由骨组织构成。

一、骨的分类

成人共有206块骨，依其存在部位可分为颅骨、躯干骨和四肢骨。骨按其形态可分为以下四类。

（一）长骨（long bone）

形似长管状，分为一体两端。体又称骨干，内有空腔容纳骨髓，称骨髓腔。两端较膨大，称为骺。骺的表面有关节软骨附着，形成关节面。骨干与骺相邻的部分称干骺端，幼年时保留一片软骨，称骺软骨，成年后骨化遗留一线，称骺线。

（二）短骨（short bone）

形似立方体，多成群分布于连结牢固且稍灵活的部位，如手腕、足的后半部和脊柱等处。能承受较大的压力，常具有多个关节面，形成微动关节。

（三）扁骨（flat bone）

形似板状，主要构成颅腔和胸腔的壁，以保护内部的脏器。

（四）不规则骨（irregular bone）

形状不规则且功能多样，有些骨内还生有含气的腔洞，叫作含气骨，如构成鼻旁窦的上颌骨和蝶骨等。

二、骨的名称、数目

（一）颅骨

1. 脑颅骨：8块（额骨、顶骨、枕骨、筛骨、颞骨、蝶骨）。
2. 面颅骨：15块（上颌骨、下颌骨、鼻骨、泪骨、颧骨、犁骨、下鼻甲、腭骨、舌骨）。

（二）躯干骨

躯干骨：椎骨（颈椎7、胸椎12、腰椎5、骶骨1、尾骨1）26，肋骨24，胸骨1。

（三）上肢骨

1. 上肢带骨：肩胛骨2，锁骨2。
2. 自由上肢骨：肱骨2，尺骨2，桡骨2，腕骨16，掌骨10，指骨28。

（四）下肢骨

1. 下肢带骨：髋骨2。
2. 自由下肢骨：股骨2，髌骨2，胫骨2，腓骨2，跗骨14，跖骨10，趾骨28。

三、骨的表面形成（结构）

骨的表面有肌腱、肌肉、韧带的附着和牵拉。

（一）骨面的突起

由于肌腱或韧带的牵拉，骨的表面生有程度不同的隆起，称为突。尖的突称棘。尖的棘称茎突。基底部较广的突称凸隆或隆起，粗糙的隆起称粗隆，圆形的隆起称结节，有方向扭转的粗隆称转子，长线形的隆起称嵴，低而粗涩的嵴称线。

（二）骨面的凹陷

小的凹陷称小凹，大的凹陷称窝，长的凹陷称沟，浅的凹陷称压痕。

（三）骨的腔

骨内腔称腔、窦、小房。长形的腔称管、道。腔或管的开口称口或孔，边缘不完整的孔叫裂孔。

（四）骨端的标志

圆形的称头或小头，头下方较狭细处叫颈，椭圆形的膨大叫髁，髁的最突出部分叫上髁。

（五）骨的面、缘、切迹

平滑的骨面称面，骨的边缘称缘，边缘的缺损称切迹。

四、骨的构造

骨以骨质为基础，表面覆以骨膜，内部充以骨髓，分布于骨的血管、神经先进入骨膜，然后穿入骨质再进入骨髓。

（一）骨质（bone substance）

骨质由骨组织构成，分为骨密质和骨松质。骨密质质地致密，抗压、抗扭曲性很强，分布于骨表面。骨松质由相互交织的骨小梁按力的一定方向排列，质地疏松但却体现出既轻便又坚固的性能，符合以最少的原料发挥最大功效的构筑原则。

扁骨的骨密质分布于表面，称内板和外板。骨松质分布于中间，称板障。骨髓即充填于骨松质的网眼中。

短骨和长骨的骨骺，外周是薄层的骨密质，内部为大量的骨松质。小梁的排列显示两个基本方向：一是与重力方向一致，称作压力曲线；二是与肌肉的拉力方向一致，称作张力曲线。二者构成最有效的承担力的力学系统。

骨质在生活过程中，由于劳动、训练、疾病等各种因素的影响，表现出很大的可塑性。例如：芭蕾舞演员的足跖骨骨干增粗，骨密质变厚；卡车司机的掌骨和指骨骨干增粗；长期卧床的患者，其下肢骨小梁压力曲线系统变得不明显等。

（二）骨膜（periosteum）

骨膜由致密结缔组织构成，被覆于除关节面以外的骨质表面。骨膜富含血管、神经，对骨的营养、再生和感觉有重要作用。骨膜分为骨外膜和骨内膜。骨外膜有成骨细胞和破骨细胞，有造骨和破骨的作用。骨髓腔和骨松质的网眼也衬着一层薄的结缔组织膜，即是骨内膜（endosteum）。其同样有成骨细胞和破骨细胞，以形成新骨质和破坏、改造已生成的骨质，对骨的发生、生长、修复等具有重要意义。

（三）骨髓（bone marrow）

骨髓存在于长骨骨髓腔及各种骨骨松质的的网眼中，在胚胎时期和婴幼儿时期，所有骨髓均有造血功能，肉眼观察呈红色，故名红骨髓。约从六岁起，长骨骨髓腔内的骨髓逐渐为脂肪组织所代替，变为黄红色且失去了造血功能，称为黄骨髓。

（四）骨的血管和神经

长骨的血管可滋养动脉，如干骺端动脉、骺动脉和骨膜动脉。扁骨和不规则骨可滋养骨膜动脉等。骨的神经伴骨的血管进入骨内。

五、骨的化学成分和物理特征

骨不仅坚硬且具有一定的弹性。这些物理特性是由它的化学成分所决定的。骨组织由有机质和无机质构成。有机质由骨细胞分泌产生,约占骨重的 1/3,其中绝大部分(95%)是胶原纤维,其余为基质,即中性或弱酸性的糖胺多糖组成的凝胶。无机质主要是钙盐,约占骨重的 2/3,主要成分为羟基磷灰石结晶。

有机质与无机质的比例随年龄增长而逐渐变化。幼儿骨的有机质较多,柔韧性和弹性大,易变形,遇暴力打击时不易完全折断,常发生柳枝样骨折。老年人有机质渐减,胶原纤维老化,无机盐增多,因而骨质变脆,稍受暴力则易发生骨折。

六、骨的发生和发育概况

骨发生于中胚层的间充质。间充质先分布成膜状,之后在膜的基础上骨化,称膜化骨。有的间充质先发育成软骨,以后再骨化,称软骨化骨。

（一）膜化骨

颅顶骨和面颅骨的发生属于此型。

（二）软骨化骨

四肢骨（锁骨除外）和颅底骨的发生属于此型。

【躯干骨】

躯干骨包括 24 块椎骨、1 块骶骨、1 块尾骨、1 块胸骨和 12 对肋骨,参与脊柱、骨性胸廓和骨盆的构成。

一、椎骨（vertebrae）

椎骨共 24 块,可分为颈椎（7 块）、胸椎（12 块）和腰椎（5 块）。

（一）椎骨的一般形态

椎骨都有一个椎体和一个椎弓,椎弓上有七个突起。

椎体（vertebral body）呈短圆柱状,内部为骨松质,外为薄层骨密质。

椎弓（vertebral arch）在椎体后方,与椎体相连的部分叫椎弓根,稍细,上下各有一切迹,下切迹较明显。相邻椎骨之间在椎弓根处形成椎间孔（intervertebral foramina）。椎弓的后部呈板状,叫椎板。椎体和椎弓共同围成椎孔（vertebral foramen）,24 个椎骨的椎孔连成椎管（vertebral canal）。椎弓上有七个突起:向后方伸出的叫棘突（spinous process）;左右各伸出一个横突（transverse process）;椎弓上下各有一对突起,叫上、下关节突（superior and inferior articular processes）。

（二）各部椎骨的特征

1. 胸椎（thoracic vertebrae）:椎体横断面呈心形。椎体的后外侧上下缘处有肋凹。椎孔小而圆。横突的前面有横突肋凹。棘突长,伸向后下方。关节突明显,关节面近冠状位。

2. 颈椎（cervical vertebrae）：椎体较小，呈鞍状，上面的左右两端上翘称椎体钩，与上位椎骨椎体侧缘构成钩椎关节。椎孔较大。横突有横突孔，是颈椎最显著的特点。横突孔内有椎动、静脉走行。横突末端可分前后两个结节，特别是第6颈椎，前结节肥大，又叫颈动脉结节，颈总动脉在其前方经过。关节突不明显，关节面近于水平位。

颈椎棘突一般短而平，末端分叉。第7颈椎棘突不分叉且特长，又名隆椎。

环椎（atlas）呈环形，分前弓、后弓和左右侧块。前弓较短，内面有关节面叫齿突凹。侧块上面有关节凹，下面有关节面。上关节凹后方有椎动脉沟。后弓长，中点略向后方突起，叫作后结节。寰椎无椎体、棘突和关节突。

枢椎（axis）椎体上方有齿突。

3. 腰椎（lumbar vertebrae）：椎体大，呈蚕豆形。椎孔大。棘突为板状，位于矢状方向平伸向后。上、下关节突的关节面近矢状方向。

4. 骶骨（sacrum）：骶骨呈三角形，分底、体、尖，前、后面，两侧缘。底向上，尖向下。前面凹，有4条横线和4个骶前孔。后面凸，有4个骶后孔。背面有骶外侧嵴、骶中间嵴、骶下中嵴。中部有骶管，并与骶前孔和骶后孔相通，骶管后下端敞开叫骶管裂孔。骶骨体上面前缘突出，叫岬。两侧及关节面叫耳状面。耳状面后方有骶骨粗隆。

5. 尾骨（coccyx）：由4～5节尾椎退化合成。

二、胸骨

胸骨是扁骨，形似短剑，分胸骨柄、胸骨体、剑突三部。胸骨柄上缘中部微凹，叫颈静脉切迹，其两侧有锁骨切迹。胸骨柄侧缘接第1肋软骨。下缘与胸骨体连接处微向前突，称胸骨角，两侧平对第2肋软骨，是确定肋骨序数的重要标志。

胸骨体扁而长，两侧有第2～7肋软骨相连接的切迹。剑突形状多变，位居左右肋弓之间。

三、肋

肋由肋骨与肋软骨组成，共12对，左右对称。第1～7肋称为真肋，第8～12肋称为假肋。第8～10肋借肋软骨相连，形成肋弓。第11、12肋前端游离，又称浮肋。

肋骨属扁骨，分体、前、后端，内、外面，上、下缘。

肋后端稍膨大，叫肋头，有关节面。肋头向后外变细，叫肋颈，再向外变扁成肋体。颈与体结合处的后面突起叫作肋结节。肋体向外转为向前的转弯处叫肋角，肋体下缘内面有肋沟。肋体前端接肋软骨，肋软骨为透明软骨，与胸骨侧缘相关节。

第1肋骨短小而弯曲，头和颈稍低于体，肋体扁，可分为上、下两面和内、外两缘。上面内缘处有前斜角肌附着形成的前斜角肌结节，结节的前、后方各有浅沟，是锁骨下静脉和锁骨下动脉的压迹。下面无肋沟，前端借肋软骨直接与胸骨相结合。

第2肋比第1肋稍长。第11、12肋无肋结节，体直而短，末端钝圆。

实验部分

一、实验目的

掌握骨的形态、构造及理化特性，躯干骨的位置、名称和结构特点。掌握躯干骨的骨性标志。

项目分级要求	基础要求	较高要求	高要求
骨分类	按形态分：长骨、短骨、扁骨、不规则骨	按部位分：颅骨、躯干骨、四肢骨	籽骨、骨骺、骺软骨、干骺端、骺线、髓腔
骨构造	骨膜、骨质、骨髓	骨密质、骨松质，骨外膜、骨内膜，红骨髓、黄骨髓	骨外膜分层以及骨的血管、神经、淋巴管
骨的理化性质	有机质、无机质	比例：成人 3：7	骨质疏松、青枝骨折
骨的发生和可塑性	—	膜化骨、软骨化骨	骨化中心、可塑性
椎骨的一般形态	椎体、椎孔、椎弓、椎管	棘突、横突、关节突	椎弓根、椎弓板
颈椎	横突孔、隆椎棘突	第 1、2、7 颈椎名称	第 1、2 颈椎形态，颈椎与其他椎骨的区别
胸椎	肋凹	上肋凹、下肋凹、横突肋凹	与其他椎骨的区别
腰椎	髂嵴平第 4 腰椎棘突	—	附突、乳突，以及与其他椎骨的区别
骶骨	位置以及岬、骶角、骶管裂孔	骶管，骶前孔、骶后孔，骶正中嵴、耳状面	横线、骶中间嵴、骶外侧嵴、骶粗隆
尾骨	位置、名称	尾椎	尾骨角
胸骨	胸骨柄、胸骨体、剑突、胸骨角	颈静脉切迹	锁切迹、肋切迹
肋	肋骨、肋软骨、肋弓	真肋、假肋	浮肋
肋骨	数目	肋头、肋颈、肋结节、肋沟	第 1 肋、第 2 肋以及第 11、12 肋的特点

二、实验内容

（一）骨总论

1. 使用新鲜猪股骨标本观察骨的构造。用解剖器械剥开骨表面的骨膜，观察骨膜与骨面的关系，向骨的干骺端追踪，观察骨膜与关节面的关系。在锯开的骨髓腔处观察黄骨髓及贴于腔内表面的骨内膜。在锯开的干骺端骨松质内观察红骨髓。

2. 观察煅烧骨和脱钙骨，理解骨质中的有机质和无机质。

3. 在锯开的长骨上观察和辨认骨密质、骨松质、骨小梁等结构。骨松质是由按一定的方向排列且相互交织的骨小梁组成的。

4. 在锯开的颅盖骨（如顶骨）上辨认外层和内层。

5. 观察长骨、短骨、扁骨、不规则骨及长骨纵、横断面标本。

（二）躯干骨

1. 观察骨骼架，识别躯干骨的组成和位置。在散骨标本上识别椎骨的一般形态：椎体、椎弓、椎孔、椎管、椎弓根、椎间孔、椎弓板及由椎弓发出的 7 个突起：棘突，横突，上、下关节突。了解各部椎骨的特点。

2. 观察骶骨，识别岬、耳状面、骶粗隆、骶前孔、骶后孔、骶正中嵴、骶管裂孔、骶角、骶管。识别尾骨。

3. 观察胸骨，识别胸骨柄、胸骨体和剑突。辨认颈静脉切迹、锁切迹、胸骨角、肋切迹。

4. 在活体上触摸并辨认隆椎脊突、第 1 胸椎至第 5 腰椎棘突、骶角、胸骨颈静脉切迹、胸骨角、胸骨剑突、肋弓及第 2 肋软骨。

三、实验仪器设备及消耗材料名称/数量

骨架、颈椎 7 块、胸椎 12 块、腰椎 5 块、骶骨 1 块、尾骨 1 块（在自己身上触摸）、完整的骨性脊柱、肋骨 12 对、完整的骨性胸廓、挂图、骨形态分类标本、解剖器械、新鲜猪股骨、脱钙骨、煅烧骨、X 光片。

四、实验原理和方法

示教：骨的形态、椎骨的一般形态。学生参阅教材，参照图谱、挂图，自行观察标本和亲自动手解剖。教师指导。

五、实验步骤

指导老师先简要复习理论内容，再由学生自己观察，对难点内容进行示教。

六、实验注意事项

煅烧骨质地十分松脆，轻拿轻放，注意避免其粉碎。人体全身骨架为人工穿制而成的骨骼标本，注意不要在骨与骨的连接处暴力扭转，造成断裂。防止福尔马林液溅入眼内，如果溅入立即用生理盐水冲洗。

七、思考题

简答骨的构造和椎骨的一般形态。

实验二　观察上肢骨的形态结构

理论复习

上肢骨包括上肢带骨和自由上肢骨两大部分。前者包括锁骨和肩胛骨；后者包括臂部的肱骨、前臂部并列的尺骨、桡骨，以及手的 8 块腕骨、5 块掌骨和 14 块指骨。

一、上肢带骨（肩带骨）

（一）锁骨

锁骨（clavicle）位于胸廓上方前面的皮下，呈"S"形，分内、外两端，上、下两面。

（二）肩胛骨

肩胛骨（scapula）位于胸廓背面脊柱的两侧，为三角形扁骨，有三角、三缘和两面。内上角平对第 2 肋。下角与第 7 肋或第 7 肋间隙同高。

二、自由上肢骨

（一）肱骨

肱骨（humerus）是臂部的长管状骨，分为一体和两端。

上端膨大，向内上后方突出的是肱骨头。肱骨上端与体的移行处稍狭缩，称为外科颈，是骨折的好发部位。

体的中部有三角肌粗隆、桡神经沟。

下端有肱骨小头、肱骨滑车、冠突窝、桡骨窝、鹰嘴窝、内上髁、外上髁、尺神经沟。

（二）尺骨

尺骨（ulna）位于前臂内侧，可分为一体和两端。

上端有滑车（半月）切迹、鹰嘴、冠突、尺骨粗隆、桡骨切迹。

体稍弯曲，呈三棱柱状。

下端有尺骨头和尺骨茎突。

（三）桡骨

桡骨（radius）分为一体和两端。

上端有桡骨头、桡骨头凹、环状关节面、桡骨颈、桡骨粗隆。

体的内侧缘锐利，又名骨间嵴，与尺骨的骨间嵴相对。

下端有腕关节面、尺骨切迹、桡骨茎突。

（四）手骨

手骨包括腕骨、掌骨和指骨三部分。

腕骨（carpal bones）为短骨，共有 8 块，分为两列，每列各 4 块。近侧列由桡侧向尺侧依次是舟骨、月骨、三角骨和豌豆骨；远侧为大多角骨、小多角骨、头状骨和钩骨。

掌骨（metacarpus）共 5 块，为小型长骨，分一体和两端。近侧端称为底，第 1 掌骨底关节面呈鞍状。体呈棱柱形。远侧端为掌骨小头。

指骨（phalanges）：拇指有两节，其余各指均有 3 节，由近侧向远侧依次为第 1 节指骨（近节指骨）、第 2 节指骨（中节指骨）、第 3 节指骨（末节指骨）。指骨也是小型长骨，分底、体、滑车。

实验部分

一、实验目的

掌握上肢骨的名称、位置排列及主要结构。掌握肩胛骨、锁骨、肱骨、尺骨、桡骨的主要结构。掌握上肢骨的重要体表标志——肩胛冈、肩胛下角、肩峰、肱骨大结节及内上髁、外上髁、桡骨头、尺骨鹰嘴、桡骨与尺骨茎突、豌豆骨。

项目 分级要求	基础要求	较高要求	高要求
上肢骨概述	数目、体表标志	肢带骨、自由上肢骨的概念	—
锁骨	名称、位置	胸骨端、肩峰端、锁骨端	肋锁韧带压迹、锥状结节、斜方线、骨折部位
肩胛骨	下角平对第 7 肋，肩胛冈、肩峰、喙突、关节盂	冈上窝、冈下窝、肩胛下窝，上角平对第 2 肋	脊柱缘、腋缘、上缘、肩胛切迹、外侧角、肩胛颈、盂上结节、盂下结节、骨折部位
肱骨	肱骨头、外科颈、内上髁、外上髁、肱骨小头、肱骨滑车	大结节、小结节、桡神经沟、三角肌粗隆、滋养孔、尺神经沟、鹰嘴窝	解剖颈、结节间沟、大结节嵴、小结节嵴、内侧缘、外侧缘、冠突窝、桡窝、骨折部位

项目 分级要求	基础要求	较高要求	高要求
桡骨	桡骨头、桡骨颈、茎突	关节面、桡骨粗隆、骨间缘、尺切迹	关节凹、旋前圆肌粗隆、腕关节面、后缘、前面
尺骨	鹰嘴、滑车切迹、尺骨头、茎突	冠突、桡切迹、骨间缘、环状关节面	尺骨粗隆、后缘、内侧面
腕骨	名称、位置	钩骨钩	腕骨沟
掌骨	名称、位置	底、体、头	鞍状关节面
指骨	名称、位置	底、体、滑车	指骨粗隆

二、实验内容

1. 在骨骼架上观察识别锁骨、肩胛骨、肱骨、桡骨、尺骨和手骨。

2. 观察锁骨，识别其胸骨端、肩峰端。观察肩胛骨，识别肩胛下窝、肩胛冈、肩峰、冈上窝、冈下窝、内侧缘、外侧缘、上缘、肩胛切迹、喙突、上角、下角、外侧角和关节盂。

3. 观察肱骨，识别肱骨头、解剖颈、大结节、小结节、大结节嵴、小结节嵴、结节间沟、外科颈、三角肌粗隆、桡神经沟、肱骨滑车、肱骨小头、冠突窝、桡窝、鹰嘴窝、内上髁及外上髁、尺神经沟。

4. 观察尺骨，识别鹰嘴、冠突、滑车切迹、桡切迹、尺骨粗隆、尺骨茎突。观察桡骨，识别桡骨头、关节凹、环状关节面、桡骨颈、桡骨粗隆、桡骨间嵴、腕关节面、桡骨茎突、尺切迹。

5. 观察手骨：识别腕骨的手舟骨、月骨、三角骨、豌豆骨、大多角骨、小多角骨、头状骨、钩骨和腕骨沟；识别掌骨的底、体、头；识别近节、中节、远节指骨。

6. 在活体上触摸辨认锁骨、肩胛冈、肩峰、肱骨大结节、肱骨内上髁、肱骨外上髁、尺骨茎突、桡骨茎突、手舟骨、豌豆骨、掌骨和指骨。

三、实验仪器设备及消耗材料名称/数量

锁骨、肩胛骨、肱骨、桡骨、尺骨、完整手骨标本、挂图、骨架。

四、实验原理和方法

学生观察为主，教师指导为辅。

五、实验步骤

指导老师先简要复习理论内容，然后介绍每块骨的方位，再由学生自己观察，对难点内容手骨进行示教。

六、实验注意事项

注意每块骨的左右鉴别。人体全身骨架为人工穿制而成的骨骼标本，注意不要暴力扭转，造成断裂。手骨是串成整体的，不要拆散。

七、思考题

描述肱骨的形态结构。

实验三　观察下肢骨的形态结构

理论复习

下肢骨分为下肢带骨和自由下肢骨。下肢带骨即髋骨；自由下肢骨包括股骨、髌骨、胫骨、腓骨，以及7块跗骨、5块跖骨和14块趾骨。

一、下肢带骨——髋骨

髋骨（hip bone）为不规则的扁骨。16岁以前由髂骨、坐骨及耻骨以软骨连结组成，成年后软骨化，三骨在髋臼处互相融合。髋臼底部中央粗糙，无关节软骨附着，称为髋臼窝。窝的周围骨面光滑，叫作月状面。髋臼的前下部骨缘凹入，叫髋臼切迹。

（一）髂骨（illum）

髂骨位于髋骨的后上部，分髂骨体和髂骨翼。髂骨体位于髂骨的下部，参与构成髋臼的后上部。由体向上方伸出的扇形骨板叫髂骨翼。

（二）坐骨（ischium）

坐骨位于髋骨的后下部，分坐骨体及坐骨支。坐骨体构成髋臼的后下部。由体向下延续为坐骨上支，继而转折向前内方，叫作坐骨下支。

（三）耻骨（pubis）

耻骨位于髋骨的前下部，分耻骨体及耻骨支。耻骨体构成髋臼的前下部。由体向前下内方伸出的骨条叫作耻骨上支，继而以锐角转折向下外方，叫作耻骨下支。

二、自由下肢骨

（一）股骨（femur）

股骨是人体中最大的长管状骨，可分为一体和两端。

上端有股骨头、股骨头凹、股骨颈、颈干角（120°～130°）、大转子、小转子、转子窝、转子间线、转子间嵴。

体呈圆柱形，微向前凸，有粗线内侧、外侧两唇、臀肌粗隆、腘平面。

下端有内侧髁、外侧髁、关节面、髌面、髁间窝、内上髁、外上髁。内上髁的上方有一三角形突起，叫作骨收肌结节。

（二）髌骨（patella）

髌是人体内最大的籽骨，包埋于股四头肌肌腱内，为三角形的扁平骨。

（三）胫骨（tibia）

胫骨分为一体和两端。

上端有内侧髁、外侧髁、髁间隆起、髁间前窝、髁间后窝、胫骨粗隆。外侧髁的后下面有腓关节面。

体：前缘、外侧缘为骨间嵴，内侧面、后面的上份有腘斜线。

下端膨大，下面有关节面，内侧的骨突叫作内踝。外侧有腓骨切迹。

（四）腓骨（fibula）

腓骨细长，分为一体和两端。

上端膨大叫作腓骨小头，小头下方缩细叫作腓骨颈。腓骨体形状不规则，其骨间嵴与胫骨同名嵴相对。下端稍膨大，叫外踝。

（五）足骨

足骨包括跗骨、跖骨和趾骨三部分。

1. 跗骨（tarsus）属于短骨，相当于手的腕骨，共 7 块。其可分为三列，即近侧列相叠的距骨和跟骨、中间列的舟骨、远侧列的第 1～3 楔骨和骰骨。

（1）距骨（talus）位于跟骨的上方，可分为头、颈、体三部。

（2）跟骨（calcaneus）位于距骨的下方，叫作跟结节。

（3）足舟骨位于足跗骨的中列。

（4）骰骨居于足中部最外侧。

（5）楔骨（cuneiform bones）共 3 块，由内向外分别称为第 1、2、3 楔骨，向前分别与第 1、2、3 跖骨底相关节。

2. 跖骨（metatarsus）位于足骨的中间部，共 5 块，为小型长骨。其分为底、体和小头三部。第 1、2、3 跖骨底分别与第 1、2、3 楔骨相关节，第 4、5 跖骨底与骰骨相关节。小头与第 1 节（近节）趾骨底相关节。第 5 跖骨底向后外伸出的骨突叫作第 5 跖骨粗隆。

3. 趾骨（phalanges of the foot）共 14 块，形状和排列与指骨相似，但均较为短小。

实验部分

一、实验目的

掌握四肢骨的位置、名称和结构特点。掌握髋骨、股骨、胫骨的主要结构，能触摸髂前上棘、髂嵴、内外踝等体表标志。

项目 分级要求	基础要求	较高要求	高要求
下肢骨概述	数目、体表标志	肢带骨、自由上肢骨的概念	—
髋骨	髋臼、髂嵴（最高点连线对第4腰椎棘突）、髂前上棘、髂后上棘、耻骨结节、坐骨结节、坐骨棘、闭孔	髋臼切迹、髂结节、髂前下棘、髂后下棘、髂窝、弓状线、耳状面、坐骨大切迹、坐骨小切迹、髂耻隆起、耻骨上支、耻骨下支、耻骨联合面、耻骨梳、耻骨嵴	髋臼窝、月状面髂骨体、髂骨翼、髂粗隆、臀面、坐骨体、坐骨支、耻骨体、闭孔沟
股骨	股骨头、股骨颈大转子、粗线、内侧髁、外侧髁	小转子、转子间线、转子间嵴、臀肌粗隆、耻骨肌线、髌面、收肌结节、内上髁、外上髁	股骨头凹、颈干角、股骨粗隆间、转子窝、滋养孔、腘面、髁间窝
髌骨	位置	尖、底	区分左右
胫骨	内侧髁、外侧髁、胫骨粗隆、内踝	髁间隆起、比目鱼肌线、前缘、内侧面	腓关节面、腓切迹、内侧缘、外侧缘、后面、外侧面、滋养孔
腓骨	腓骨头、腓骨颈、外踝	腓骨头关节面、外踝关节面	三面、三缘、滋养孔
跗骨	名称、位置	距骨滑车、跟骨结节	舟骨粗隆、骰骨粗隆
跖骨	名称、位置	底、体、头	第5跖骨粗隆
趾骨	名称、位置	底、体、滑车	趾骨粗隆

二、实验内容

1. 观察下肢骨，识别髋骨的髋臼、髋臼切迹，髂骨的髂骨体、髂骨翼、髂骨结节、髂前上棘、髂后上棘、髂前下棘、髂后下棘、髂窝、弓状线、耳状面和髂粗隆，坐骨的体、支、坐骨结节、坐骨大切迹、坐骨小切迹、坐骨棘，耻骨的体、髂耻隆起、耻骨上支、耻骨下支、耻骨联合面、耻骨梳、耻骨结节、耻骨嵴。

2. 观察股骨，识别股骨头、股骨头凹、股骨颈、大转子、小转子、转子间线、转子间嵴、粗线、臀肌粗隆、腘面、滋养孔、内侧髁、外侧髁、髁间窝、髌面、内上髁、外上髁。观察髌骨。

3. 观察胫骨，识别内侧髁、外侧髁、髁间隆起、胫骨粗隆、腓关节面、滋养孔、下关节面、内踝、内踝关节面、腓切迹。观察腓骨，识别腓骨头、腓骨颈、外踝、外踝关节面。

4. 观察足骨。识别跗骨：距骨、足舟骨、内侧楔骨、外侧楔骨、中间楔骨、骰骨、跟骨及跟骨结节；识别跖骨底、体、头及第 5 跖骨粗隆；识别趾骨。

5. 在活体上触摸髂嵴、髂前上棘、髂后上棘、坐骨结节、耻骨结节、股骨大转子、股骨内上髁、股骨外上髁、髌骨、腓骨头、胫骨粗隆、内踝、外踝和跟骨结节。

三、实验仪器设备及消耗材料名称/数量

骨架、挂图、髋骨、股骨、胫骨、腓骨、足骨。

四、实验原理和方法

教师对难点内容示教，学生自行观察标本。

五、实验步骤

教师首先简要复习理论，教会学生辨别左右。学生参阅教材，参照图谱、挂图，自行观察每块骨。教师指导答疑，示教足骨。

六、实验注意事项

注意每块骨的左右鉴别。人体全身骨架为人工穿制而成的骨骼标本，注意不要暴力扭转，造成断裂。足骨是串成整体的，不要拆散。

七、思考题

描述髋骨的形态结构。

实验四　观察颅骨的形态结构

理论复习

颅骨（skull）是头部的支架，由 23 块骨组成，可分为后上方的脑颅骨（cranium），大致呈卵圆形，以及前下部为面颅骨（facial skeleton）。脑颅骨和面颅骨可由眶上缘至外耳门上缘的连线来分界。

一、脑颅骨

脑颅骨共有 8 块骨，包括额骨（frontal bone）1 块、顶骨（parietal bone）2 块、枕骨（occipital bone）1 块、颞骨（temporal bone）2 块、蝶骨（sphenoid bone）1 块、筛骨（ethmoid bone）1 块。

（一）额骨

额骨位于颅的前上方，分三部：额鳞、眶部、鼻部。额骨内有空腔叫额窦，开口于鼻腔。

（二）顶骨

顶骨位于颅顶中部两侧，为方形扁骨，分内、外面，四角四缘。

（三）枕骨

枕骨位于颅的后下方，前下部有枕骨大孔，以此孔分四部，后为鳞部，前为基底部，两侧为侧部。

（四）颞骨

颞骨位于颅骨两侧，分三部。颞鳞呈鳞片状，鼓部围绕外耳道前面，岩部有三个面。

（五）蝶骨

蝶骨位于颅底中央，形如蝴蝶，分体、小翼、大翼和翼突四个部分。

（六）筛骨

筛骨位于两眶之间，分筛板、垂直板和筛骨迷路三部，约成"巾"字形。

二、面颅骨

面颅骨共 15 块骨，最大的是上颌骨和下颌骨，其余均较小，围绕大的骨块分布。

（一）上颌骨

上颌骨（maxillary bone）位于面部中央，分体、部和 4 个突。体内有空腔，称为上颌窦。

（二）下颌骨

下颌骨（mandible）位于上颌骨下方，分体和支。体呈弓状，下缘光滑，上缘生有下牙槽。外面前方正中部向前的隆起叫颏隆凸，对第三颗牙槽下方处有颏孔。在体的内面中线处有尖锐的颏棘，其下方两侧有二腹肌窝，窝的上缘有一条斜线，叫下颌舌骨肌线，线的内上方和外下方各有一浅窝，上方为舌下腺窝，外下方为下颌下腺窝。下颌支末端分叉形成前方的冠突、后方的髁突，中间凹陷处叫下颌切迹。髁突上端膨大，叫下颌头，其下稍细，叫下颌颈，颈的前面有翼肌凹。在支的内面中央有下颌孔，经下颌管通向颏孔，在下颌孔前方有下颌小舌。支与体的接合部叫作下颌角，角的外面有咬肌粗隆，内面有翼肌粗隆。

（三）其他面颅骨

颧骨一对，位于面部两侧。泪骨一对，位于眶内侧壁前部。鼻骨一对，位于上颌骨额突的前内侧。下鼻甲一对，附于上颌骨的鼻面。腭骨一对，位于上颌骨鼻面后部。犁骨一个，组成鼻中隔的后下部。舌骨一个，位于下颌骨体的后下方。

三、脑颅骨整体观

（一）颅顶外面观

颅顶外面观：可见额骨和顶骨连接的冠状缝、两面骨之间连接的矢状缝、两顶骨和枕骨之间的人字缝。

（二）颅底内面观

中心骨为蝶骨，不仅位居中央与各脑颅骨相接，也是颅腔对外的重要通道，并划分为前、中、后三个大小和深度不同的局部区域，即颅前窝、颅中窝和颅后窝。这样既加大了颅腔，又有利于对脑的固定。

重心骨为枕骨，位置最低，骨壁最厚，是颅腔对外的最主要通道，也是脑疝最易发生的部位。

由前向后骨壁逐渐变厚。由前向后颅腔逐渐加深。

孔裂多，形成多处对外通道。颅前窝（anterior cranial fossa）孔多而细小，前后纵排，第一对脑神经通过；颅后窝（posterior cranial fossa）孔少而粗大，横行排列，有后六对脑神经、脑静脉、脊髓及其被膜通过；颅中窝（middle cranial fossa）孔呈弧形排列，有颈内动脉和二至六对脑神经通过。

颅后窝是颅腔对外联系的主要局部通道，窝内孔裂大并均位于通过两侧内、外耳道的"理想"横线上，由中间向两侧分别为枕骨大孔（foramen occipitale magnum）、舌下神经管、颈内静脉孔、内耳门。通过枕骨大孔的主要结构有脊髓、三层脑脊髓被膜及其间的两个腔隙、椎动脉、副神经根、脊髓前后动脉。对通过枕骨大孔内诸结构最有威胁的是其上方的小脑扁桃。通过颈内静脉孔的有颈内静脉、迷走神经、舌咽神经、副神经。通过内耳门的有面神经、听神经和前庭神经。

（三）颅底外面观

后部中央可见到枕骨大孔及其两侧的枕骨髁，枕骨髁后方有不恒定的髁孔，前方有舌下神经管外口。枕骨大孔前方正中有咽结节，两侧有颈静脉孔和颈静脉窝。颈静脉窝的前方有颈动脉管外口，再向内侧可见破裂孔，颈静脉窝的前外侧生有茎突，其后有茎乳孔，孔的后方为乳突。外耳道在茎突前外侧，其前方有下颌窝和下颌结节，在枕骨大孔后方有枕外嵴、枕外隆凸及其两侧的上项线和与之平行的下项线。

四、面颅骨整体观

（一）眶

眶为四边形锥体，尖向后内，有视神经管通颅腔，底向前，形成四边形眶缘，开口对向面部。在眶上缘有眶上切迹或眶上孔，眶下缘下方有眶下孔。眶的四壁厚薄不等。上壁的前外侧有泪腺窝，前内侧有滑车窝；内侧壁最薄，前方有泪囊窝，上缘有筛前孔和筛后孔；下壁上面可见眶下沟，向后延续达眶下裂，向前经眶下管出眶下孔；外侧壁最厚，其后部和眶下壁之间有眶下裂通颞下窝和翼腭窝，和眶上壁之间有眶上裂通颅中窝。左右眶腔的内侧壁相平行，外侧壁相垂直。

（二）骨性鼻腔

骨性鼻腔前方的开口叫梨状孔，后方的一对开口叫鼻后孔，筛骨垂直板和犁骨组成鼻中隔，将鼻腔分成两半。鼻腔外侧壁上有上、中、下三个鼻甲，三个鼻甲下方分别叫上、中、下鼻道。在鼻中隔两侧部分叫总鼻道。在上鼻甲后上方有一小空间，叫蝶筛隐窝。

鼻旁窦（paranasal sinuses）位于鼻腔周围，共有四对。上颌窦在上颌骨体内，开口在中鼻道，窦的最低处比开口低。额窦在额骨鳞部内，开口于中鼻道。筛窦即筛骨迷路，中多数空泡，分三群通鼻腔，前、中群开口在中鼻道，后群开口在上鼻道。蝶窦位于蝶骨体内，开口于蝶筛隐窝。

（三）颞下窝

颞下窝位于颧弓下方、下颌支的内侧，前方为上颌骨体，后下方敞开。窝中有咀嚼肌神经、血管穿行。

（四）翼腭窝

翼腭窝位于颞下窝前内侧，前方有上颌骨，后方有蝶骨翼突，内侧以腭骨垂直板与鼻腔分隔。翼腭窝后方经圆孔通颅腔，经翼管通破裂孔，前方经眶下裂通眶，内侧经蝶腭孔通鼻腔，外侧与颞下窝相通，向下经翼腭管出腭大孔和腭小孔通口腔。

实验部分

一、实验目的

掌握颅骨的位置、名称和结构特点。掌握颅骨的组成和功能。掌握颅底内、外面观和颅的前面、侧面和上面观。掌握骨性鼻腔的位置、形态和重要结构，骨性眶腔的位置、毗邻，骨性鼻旁窦的位置。熟悉脑颅骨、面颅骨诸骨的名称、位置。了解新生儿颅的特点。

项目 分级要求	基础要求	较高要求	高要求
颅骨概述	数目、体表标志	分离颅骨的名称、位置	每块分离颅骨分部及结构
颅顶外面观	冠状缝、矢状缝、人字缝	顶结节	顶孔
颅后面观	人字缝、枕外隆突	枕鳞	上项线、下项线
颅盖内面	上矢状窦沟	脑膜中动脉沟	颗粒小凹
颅前窝	筛孔、额骨眶部	鸡冠、筛板	额嵴、盲孔
颅中窝	垂体窝、眶上裂、圆孔、卵圆孔、棘孔	视神经管、前床突、后床突、蝶鞍、颈动脉管内口、鼓室盖、三叉神经压迹	蝶骨体、交叉前沟、鞍背、颈动脉沟、破裂孔、弓状隆起
颅后窝	枕骨大孔、颈静脉孔、内耳门	舌下神经管内口、横窦沟、内耳道	斜坡枕内隆突、枕内嵴、岩上窦沟、岩下窦沟、前庭水管外口、蜗水管外口
颅底外面观	牙槽弓、鼻后孔、枕骨大孔、卵圆孔、棘孔、枕髁、颈静脉孔、下颌窝、关节结节	骨腭、翼突内侧板及外侧板、枕骨基底部、舌下神经管外口、颈动脉外口、茎突、乳突、茎乳孔	腭中缝、切牙孔、切牙管、腭大孔、髁管、破裂孔

二、实验内容

1. 辨认额骨、顶骨、枕骨、颞骨、蝶骨和筛骨。识别颞骨的鳞部、鼓部、岩部和乳突，蝶骨的蝶骨体、蝶窦、小翼、大翼和翼突，筛骨的筛板、垂直板以及筛骨迷路、筛小房。

2. 辨认下颌骨、上颌骨、腭骨、颧骨、鼻骨、犁骨、下鼻甲、泪骨和舌骨。识别下颌骨的下颌角、下颌体、下颌底、牙槽弓、颏孔、颏棘、下颌下腺、下颌支、冠突、髁突、下颌头、下颌颈及下颌，以及舌骨体、舌骨大角、舌骨小角。

3. 观察整颅。识别颅盖上的冠状缝、矢状缝、人字缝、上矢状窦沟、颗粒小凹；颅的侧面观：识别外耳门、颧弓、乳突、颞窝、上颞线、颞下窝和翼腭窝；颅的前面观：识别眶的视神经管、泪囊窝、鼻泪管、泪腺窝、眶下沟、眶下管、眶上、下裂；识别骨性鼻腔的骨性鼻中隔，梨状孔，鼻后孔，上、中、下鼻甲，上、中、下鼻道，蝶筛隐窝和鼻旁窦。

4. 观察颅底外面，识别枕骨大孔、枕髁、破裂孔、髁管、颈静脉孔、颈动脉管外口、下颌窝、关节结节、枕外隆凸、上项线、骨腭、切牙孔、腭大孔、翼突、卵圆孔和棘孔。

5. 观察颅底内面。识别颅前窝的鸡冠、筛孔，颅中窝的垂体窝、交叉前沟、眶上裂、圆孔、卵圆孔、棘孔、鼓室盖，颅后窝的枕骨大孔、斜坡、枕内隆凸、横窦沟、乙状窦沟、舌下神经管、颈静脉孔、内耳门及内耳道。

6. 观察新生儿颅，识别其特征及前囟、后囟等。

7. 在活体上触摸眶上缘、眉弓、颧弓、乳突、枕外隆凸、下颌支、下颌角和下颌底。

三、实验仪器设备及消耗材料名称/数量

骨架、挂图、分离颅骨标本、分离的脑颅骨（8块）及面颅骨（15块）标本、完整的全颅骨标本、新生儿颅标本、经颅腔的水平切面标本、颅正中矢状切面标本。

四、实验原理和方法

教师示教，学生比较观察。

五、实验步骤

示教颅骨的组成和位置。学生参阅教材，对照挂图自己观察标本。

六、实验注意事项

注意分离颅骨每块骨的外形。骨性鼻腔和眶骨质较薄，禁止用手及坚锐器械接触。

七、思考题

颅中窝的孔裂有哪些？

实验五　观察关节的形态结构

理论复习

【骨连结总论】

骨和骨之间借结缔组织、软骨或骨连结起来，称骨连结或关节。直接连结可分为纤维连结（纤维关节）、软骨连结（软骨关节）和骨性结合三类。滑膜关节为间接连结。

一、直结连结

（一）韧带连结

两骨之间经结缔组织直结连结叫韧带连结。

骨与骨之间有少量结缔组织连结，极为紧密，叫作缝，如冠状缝、人字缝。

（二）软骨连结

两骨之间以软骨相连叫软骨连。软骨有透明软骨、纤维软骨和弹力软骨三种。第1肋骨与胸骨间属透明软骨，椎骨椎体之间的椎间盘为纤维软骨。

（三）骨性结合

骨性结合：由软骨结合经骨化演变而成，完全不能活动，如五块骶椎以骨性结合融为一块骶骨。

二、间结连结——关节

关节（joint）一般由相邻的两骨相对形成，有三个以上的骨参加构成的叫作复关节。

（一）关节的基本构造。

关节的基本构造包括关节面、关节囊和关节腔。

1. 关节面（articular face）：骨与骨的接触面称关节面，一般是一凸一凹互相适应。凸的叫作关节头，凹的称为关节窝。关节面有关节软骨（articular cartilage）被覆，除少数关节（胸锁关节、下颌关节）的关节软骨是纤维软骨，其余均为透明软骨。

2. 关节囊（articular capsule）：关节囊包在关节的周围，附着于关节面周缘，可分为外表的纤维层和内面的滑膜层。

3. 关节腔：关节腔由关节囊滑膜层和关节面围成，含少量滑液，呈密闭的负压状态。

（二）关节的辅助结构

1. 韧带（ligament）：韧带由致密结缔组织构成，呈扁带状、圆束状或膜状。主要功能是限制关节的运动幅度，增强关节的稳固性。有的韧带如膝关节的髌韧带本身就是由肌腱延续而成的。此外尚有一些韧带位于关节内，叫关节（囊）内韧带，如股骨头韧带、膝交叉韧带等。

2. 关节盘（articular disc）：关节腔内的纤维软骨板叫作关节盘。关节盘将关节腔分隔两部。它的作用是使关节头和关节窝更加适应，关节运动可分别在上、下关节腔进行，从而增加了运动的灵活性和多样化。此外，它也具有缓冲震荡的作用。膝关节内的关节盘叫作半月板。

3. 关节唇（articular labrum）：关节唇是由纤维软骨构成的环，围在关节窝的周缘，以加深关节窝，增加关节的稳固性。

4. 滑膜襞（plica synovialis）：滑膜襞是滑膜层突入关节腔所形成的皱襞。滑膜襞增大了滑膜的表面积，有利于滑液的分泌和吸收，起缓和冲撞和震荡的作用。

（三）关节的运动方式

关节基本沿三个相互垂直的轴做三组拮抗运动。

1. 屈和伸：关节沿冠状轴运动。运动时两骨之间的角度发生变化，角度变小称屈，角度变大称伸。

2. 内收和外展：关节沿矢状轴运动。运动时骨向正中矢状面靠拢，称内收；反之称外展。

3. 旋内和旋外：关节沿垂直轴运动。运动时骨向前内侧旋转，称旋内；反之称旋外。

4. 环转运动：关节运动时，关节头在原位转动，骨的远端做圆周运动。

（四）关节的分类

关节按构成的骨数、关节面的形态、运动轴数目及运动方式分类如下。

1. 单轴关节。

（1）滑车关节（屈戌关节）：关节头呈滑车状，关节窝与关节头的沟相对应，仅能沿水平冠状轴做屈、伸运动，手的指间关节属于此型。有的滑车两端大小不一，关节窝上的嵴呈螺旋线状，叫作蜗状（螺旋）关节，其运动轴为斜冠状轴，运动方向为斜线。

（2）车轴关节：关节头呈圆形面，关节窝常与韧带相连形成环形，环枢正中关节和桡尺近侧关节属于此型。它仅能循长轴（垂直轴）做旋转（回旋）运动。

2. 双轴关节。

（1）椭圆关节：关节头为椭圆球面，关节窝为椭圆形凹面，如桡腕关节。此关节可沿水平冠状轴（长轴）做屈伸运动，又可沿水平矢状轴（短轴）做收展运动，还可进行环转运动。

（2）鞍状关节：相对两骨的关节面都是马鞍形，二者互为关节头和关节窝，可沿水平冠状轴做屈伸运动和水平矢状轴做收展运动，还可进行环转运动。

3. 多轴关节。

（1）球窝关节：关节头为球面，关节窝为球形凹，可进行无数个轴运动，如屈伸运动、收展运动、旋内旋外运动和环转运动。如果关节窝深，包绕关节头的1/2以上，则其运动度受限，叫作杵臼关节。

（2）平面关节：相对两骨的关节面接近于平面，实际可理解为巨大球体或球窝的一小部分，故也属多轴关节。

此外，两个或两个以上结构独立的关节，运动时必须互相配合才能完成的，叫作联合关节，如两侧的下颌关节和椎间关节等。

（五）关节的灵活性和稳固性

关节既具有灵活性，又具有稳固性，二者在保证关节运动功能中相统一。

【躯干骨连结】

一、脊柱

26块椎骨借骨连结形成脊柱，椎骨间的连结可分为椎体间的连结和椎弓间的连结。

（一）椎间盘

椎间盘（intervertebral disc）是椎体与椎体之间的软骨连接，由中心的髓核（nucleus pulposus）和周围的纤维环（annulus fibrosus）组成。

（二）前纵韧带和后纵韧带

在椎骨前面有前纵韧带，上连枕骨大孔前缘，下达骶骨前面。在椎体后面有后纵韧带。在棘突尖上有棘上韧带，在颈部又称项韧带（ligamentum nuchae）。

（三）椎间短韧

椎弓间的韧带叫椎弓间韧带，又称黄韧带。各棘突之间、横突之间分别有棘间韧带和横突间韧带。

（四）椎间关节

椎间关节（intervertebral joint）是关节突之间的连接，为平面关节，可做微小的运动。颈椎关节面近于水平，其运动较自由；胸椎的关节面近冠状，可做回旋运动；腰椎的关节面为矢状位，允许脊柱屈伸和侧屈。

（五）寰枕关节和寰枢关节

寰枕关节由寰椎上关节凹与枕骨髁组成，属椭圆关节。寰椎前弓和后弓还有寰枕前膜和寰枕后膜分别与枕骨大孔前、后缘相连。

寰枢关节包括寰枢外侧关节和寰椎齿突关节。寰枢外侧关节由寰椎下关节面与枢椎上关节面组成。寰椎齿突关节由寰椎前弓的齿突凹与齿突所组成。关节有齿突尖韧带、翼状韧带、寰椎横韧带及十字韧带。后纵韧带向上延伸称覆膜。

（六）脊柱的整体观

脊柱由 24 个椎骨、骶骨和尾骨借骨连结组成。从前面看，脊柱的椎体从上至下逐渐增大。从后面看可见成排的棘突和横突。从侧面看，可见椎弓根及椎间孔和骶管侧面的耳状关节面。脊柱整体的侧面观可见四个弯曲。颈曲和腰曲凸弯向前，胸曲和骶曲凸弯向后。脊柱内的椎管上通颅腔，下达骶管裂孔。

二、胸廓

胸廓（thoracic cage）由 12 个胸椎、12 对肋（ribs）和 1 个胸骨（sternum）借骨连结组成。

（一）肋椎关节

肋骨后端与胸椎之间有两处关节。一个叫肋头关节，由肋头与椎体肋凹组成；另一个是肋横突关节，由肋骨结节关节与横突肋凹组成。

（二）肋软骨与胸骨的连接

第 1 肋软骨和胸骨柄之间为直接连结，第 2~7 肋软骨与胸骨之间形成微动的胸肋关节，第 8~10 肋软骨不与胸骨相连，而分别与其上方的肋软骨形成软骨关节，在胸廓前下缘组成左、右肋弓。

（三）胸廓的全貌

胸廓可分上、下口，前、后和侧壁。前壁短，后壁长。胸廓上口呈肾形，后高前低，由第 1 胸椎、第 1 肋骨和胸骨柄上缘围成。胸廓下口宽大，前高后低，由第 12 胸椎，第 12、11 肋及肋弓、剑突组成。两侧肋弓的夹角叫肋下角。

【颅骨的连接】

一、纤维连结和软骨连结

纤维连结即缝，是颅骨间的主要连结形式，如锯齿状，有齿状缝、冠状缝、矢状缝、人字缝、鳞状缝。在鼻骨和鼻骨之间，两侧腭骨水平板之间，缝较直，叫直缝。

软骨连结有蝶骨和枕骨之间的软骨连结。

二、颞下颌关节

颞下颌关节（temporomandibular joint）由下颌骨的头和颞骨的下颌窝组成。关节囊外有颞下颌韧带加强。关节内的关节盘将关节腔分为上、下两部分。颞下颌关节的运动两侧同时进行，属于联合关节。运动方式：上提和下降发生于下关节腔；前进和后退发生于上关节腔；此外还有侧方运动，实际上是一侧关节旋转，另一侧做前后运动。

【上肢骨的连接】

一、上肢带骨的连接

（一）胸锁关节

胸锁关节（sternoclavicular joint）由锁骨的胸骨关节面与胸骨柄的锁骨切迹及第 1 肋软骨的上面共同构成。关节面略呈鞍状，关节腔内有关节盘，将关节腔分为内下和外上两部分。胸锁关节可做各个方向的微动运动。

（二）肩锁关节

肩锁关节（acromioclavicular joint）由肩胛骨肩峰关节面与锁骨肩峰端关节面构成，由喙锁韧带（斜方韧带、锥状韧带）加固。肩锁关节可做各方向的微动运动。

（三）喙肩韧带

喙肩韧带连结于喙突与肩峰之间，形成喙肩弓架于肩关节上方，可防止向内上方脱位。

二、自由上肢骨连结

（一）肩关节

肩关节（shoulder joint）由肩胛骨的关节盂和肱骨头构成，属球窝关节。关节盂周缘有纤维软骨环构成的盂缘附着，加深了关节窝。肱骨头的关节面较大，关节盂的面积仅为关节头的 1/3 或 1/4，因此，肱骨头的运动幅度较大。肩关节周围的韧带少且弱，在肩关节的上方有喙肱韧带连结于喙突与肱骨头大结节之间。肩关节为全身最灵活的球窝关节，可做屈、伸、收、展、旋转及环转运动。

（二）肘关节

肘关节（elbow joint）由肱尺关节、肱桡关节和桡尺近侧关节三组关节构成，称为复关节。肱骨滑车与尺骨半月切迹构成肱尺关节，属于蜗状关节，是肘关节的主体部分；肱骨小头与桡骨头凹构成肱桡关节，属于球窝关节；桡骨头环状关节面与尺骨的桡骨切迹构成桡尺近侧关节，属于车轴关节，两侧有侧副韧带。

肘关节的肱尺关节可沿略斜的额状轴做屈伸运动。桡尺近侧关节与桡尺远侧关节是必须同时运动的联合关节，司前臂的旋转运动。肱桡关节虽属球窝关节，但只能配合上述两关节的活动，即与肱尺关节一起，共同进行屈伸运动，配合桡尺近侧关节进行垂直轴的旋转运动，但却失去了矢状轴的内收、外展运动的能力。

（三）前臂骨的连接

1. 桡尺近侧关节。

2. 前臂骨间膜连结于桡尺两骨的骨间嵴之间。当前臂两骨处于旋前或旋后位时，骨间膜松弛；而处于中间位时，骨间膜紧张。

3. 桡尺远侧关节（distal radioulnar joint）由桡骨的尺骨切迹与尺骨头的环状关节面，以及尺骨头与桡腕关节盘的近侧面构成，属于车轴关节。桡尺近侧关节和桡尺远侧关节是联合关节，运动时沿桡骨垂直轴旋转。

（四）手骨的连接

手骨的连接包括桡腕关节、腕骨间关节、腕掌关节、掌指关节和指骨间关节。

1. 桡腕关节（radiocarpal joint）由桡骨下端的腕关节面和关节盘下面与舟、月、三角骨的近侧关节面构成，属于椭圆关节。其有桡腕掌侧韧带、桡腕背侧韧带、尺侧副韧带、桡侧副韧带。桡腕关节可做屈、伸、收、展以及环转运动。

2. 腕骨间关节（intercarpal joints）。

3. 腕掌关节（carpometacarpal joint）由远侧列腕骨与5个掌骨底构成。第2~5腕掌关节由一个共同的关节囊包裹。腕掌关节属于微动复关节。第1掌骨底与大多角骨之间构成的拇指腕掌关节为一独立的关节，属于鞍状关节，可做屈、伸、收、展、环转及对掌运动。对掌运动是第1掌骨外展、屈和旋内运动的总和，其结果使拇指尖能与其他各指掌面接触，这是人类劳动进化的结果。

4. 掌指关节（metacarpophalangeal joint）。

5. 指骨间关节（interphalangeal joints of the hand）共9个，只能做屈伸运动。

【下肢骨的连接】

一、下肢带骨的连接

下肢带骨的连接包括骶髂关节、耻骨联合、髋骨与脊柱间的韧带连结等。

（一）骶髂关节

骶髂关节（sacroiliac joint）由骶骨与髂骨的耳状面构成，属微动关节，由骶髂骨间韧带、骶髂前韧带和骶髂后韧带加强。

（二）耻骨联合

耻骨联合（pubic symphysis）由两侧的耻骨联合面借纤维软骨连接而成，有耻骨上韧带、耻骨弓状韧带。也有人将耻骨联合算作半关节。

（三）髋骨与脊柱间的韧带连结

1. 骶结节韧带起于髂后下棘、骶骨侧缘及尾骨的上部，向外方经骶棘韧带的后方止于坐骨结节。

2. 骶棘韧带起于骶骨下端及尾骨的外侧缘，向外方与骶结节韧带交叉后止于坐骨棘。

上述两条韧带与坐骨大、小切迹共同围成坐骨大孔和坐骨小孔，是臀部与盆腔和会阴部之间的通道，有肌肉、肌腱、神经、血管等通过。

3. 髂腰韧带连于第 4、5 腰椎横突与髂嵴之间。

（四）骨盆的全貌

骨盆（pelvis）由骶、尾骨和左右髋骨及其韧带连结而成，被斜行的界线（后方起于骶骨岬，经髂骨弓状线、髂耻隆起、耻骨梳、耻骨结节、耻骨嵴到耻骨联合上缘连线）分为两部分：界线以上叫大骨盆，界线以下叫小骨盆。小骨盆有上、下两口。上口又称为入口，由界线围线；下口又称为出口，高低不平，呈菱形，其周界由后向前为尾骨尖、骶结节韧带、坐骨结节、坐骨下支、耻骨下支、耻骨联合下缘。两侧耻骨下支在耻骨联合下缘所形成的夹角叫耻骨角，男性为 70°～75°，女性角度较大，为 90°～100°。

二、自由下肢骨连结

（一）髋关节

髋关节（hip joint）由股骨头与髋臼相对构成，属于杵臼关节。髋臼内仅月状面被覆关节软骨，髋臼窝内充满脂肪，可随关节内压的增减而被挤出或吸入，以维持关节内压的平衡。在髋臼切迹上有髋臼横韧带，并与切迹围成一孔，有神经、血管等通过。关节囊厚而坚韧，下端前面附于转子间线，后面附于转子间嵴的内侧。所以股骨颈骨折时，根据其骨折部位而有囊内、囊外或混合性骨折之分。髋关节周围有韧带加强，主要是前面的髂股韧带，下部有耻骨囊韧带，关节囊后部有坐骨囊韧带。关节囊纤维层环绕股骨颈的中部，称为轮匝带。髋关节为多轴性关节，能做屈伸、收展、旋转及环转运动。

（二）膝关节

膝关节（knee joint）由股骨内、外侧髁和胫骨内、外侧髁以及髌骨构成，为人体最大且构造最复杂的关节。

关节囊较薄而松弛，前方有髌韧带，是股四头肌肌腱的延续，止于胫骨粗隆。在髌韧带的两侧，有髌内、外侧支持带，为股内侧肌和股外侧肌腱膜的下延。后方有腘斜韧带。内侧有胫侧副韧带，外侧为腓侧副韧带。

关节囊的滑膜层广阔，突入关节腔内，叫作翼状襞。两侧的翼状襞向上方逐渐合成一条带状的皱襞，称为髌滑膜襞，伸至股骨髁间窝的前缘。

在关节内，有由纤维软骨构成的半月板。内侧半月板呈"C"形，外侧半月板呈环形。半月板将膝关节腔分为上、下两腔，使关节头和关节窝更加适应，也增加了运动的灵活性。

膝关节内有两条交叉韧带。前交叉韧带附着于胫骨髁间前窝，向后外上方，止于股骨外侧髁内面的后部分，有制止胫骨前移的作用。后交叉韧带位于前交叉韧带的后内侧，起自胫骨髁间后窝，向前上内方，附于股骨内侧髁外面的前部分，具有限制胫骨后移的作用。

（三）小腿骨的连接

小腿骨的连接包括胫腓关节、小腿骨间膜和胫腓韧带联合。小腿两骨连结很紧密，几乎不能运动。

（四）足骨的连接

足骨的连接包括踝关节、跗骨间关节、跗跖关节、跖趾关节及趾间关节等。

1. 踝关节（ankle joint）由胫骨、腓骨下端的关节面与距骨滑车构成。

关节囊前后较薄，两侧较厚，并有韧带加强。胫侧副韧带为一强韧的三角形韧带，又名三角韧带，位于关节的内侧。腓侧副韧带位于关节的外侧。

踝关节属滑车关节，可沿冠状轴做背屈及跖屈运动。足尖向上，足与小腿间的角度小于90°叫背屈；反之，足尖向下，足与小腿间的角度大于直角叫作跖屈。在跖屈时，足可做一定范围的侧方运动。

2. 跗骨间关节（intertarsal joint）。

（1）距跟关节由距骨下面的后关节面与跟骨的后关节面构成，属微动关节。

（2）距跟舟关节。

（3）跟骰关节由跟骨的骰骨关节面与骰骨的后关节面构成，属微动关节。

（4）跗横关节：临床上沿跗横关节线进行截肢手术时，必须切断此韧带。

3. 跗跖关节（tarsometatarsal joint）。

4. 跖趾关节（metatarsophalangeal joint）由各跖骨小头与各趾的第1节趾骨底构成。跖趾关节属椭圆关节，可做屈伸及轻微的收展运动。

5. 趾间关节（joints of the digits）位于相续的两节趾骨之间，由趾骨滑车与其远侧趾骨的底构成，属于滑车关节。此关节仅能做屈伸运动。

6. 足弓（arches of the foot）由跗骨、跖骨、足底韧带、肌腱构成，可分为纵弓及横弓。

足纵弓又分为内侧纵弓和外侧纵弓。内侧纵弓在足的内侧缘，由跟骨、距骨、舟骨、3块楔骨和内侧第1～3跖骨构成，弓背的最高点为距骨头。外侧纵弓在足的外侧缘，由跟骨、骰骨及第4、5跖骨构成，骰骨为弓的最高点。

横弓由各跖骨的后部及跗骨的前部构成，以第2楔骨最高。

足弓的主要功能是保证直立时足底的稳固性，跳跃时起缓冲震荡的作用，行走时对身体重力有缓冲作用，同时还有保持足底的血管和神经免受压迫等作用。

实验部分

一、实验目的

了解关节的辅助结构、骨连结的种类。掌握关节的基本结构和功能，脊柱、胸廓的组成、形态及结构特点，颞下颌关节的组成和运动。掌握四肢关节的位置、名称和结构特点。

项目 分级要求	基础要求	较高要求	高要求
骨连结分类	直接连结、间接连结	直接连结的分类：纤维连结、软骨连结、骨性结合	纤维连结包括颅骨的缝连结等，软骨连结包括耻骨联合等，骨性结合包括骶椎融合成骶骨等
关节的主要结构	关节面、关节囊、关节腔	关节软骨、纤维膜、滑膜，关节腔呈负压	滑膜襞、滑膜囊
关节的辅助结构	韧带、关节盘、关节唇	囊外韧带、囊内韧带、关节半月板	具有囊内韧带的关节、具有关节盘的关节
关节的运动	屈伸、内收、外展、环转	旋内、旋外	旋前、旋后
躯干骨的连结	椎间盘的数目、组成，椎管位置及容纳结构，脊柱的组成、功能，胸廓的组成和功能，肋间隙	脊柱整体观、前纵韧带、后纵韧带、黄韧带、关节突关节、寰枕关节、寰枢关节、胸肋关节、胸锁关节	棘间韧带，项韧带，钩椎关节，肋弓，胸廓上、下口，剑肋角
颅骨的连结	颞下颌关节的组成	颞下颌关节的结构特点	下颌关节的运动
肩关节	肩关节的组成	肩关节的结构特点、喙肩韧带	肩关节的运动
肘关节	肘关节的组成	肘关节的结构特点、桡侧副韧带、尺侧副韧带、桡骨环状韧带、肘关节的运动	桡骨头半脱位、提携角，以及前臂骨间连结：前臂骨间膜、桡尺近侧关节、桡尺远侧关节
手关节	桡腕关节的组成	腕关节的结构特点、腕桡侧副韧带、腕尺侧副韧带	腕关节的运动、对掌运动
骨盆	骶髂关节、耻骨联合、骨盆的组成、骨盆的性差	坐骨大孔、坐骨小孔	骨盆界线、大骨盆、小骨盆

项目 分级要求	基础要求	较高要求	高要求
髋关节	髋关节的组成	髋关节的结构特点、囊外韧带	髋关节的运动、股骨头韧带
膝关节	膝关节的组成	膝关节的结构特点、髌韧带、胫侧副韧带、腓侧副韧带、交叉韧带、半月板	膝关节的运动、翼状襞、髌上囊、小腿骨间膜
足关节	距小腿关节的组成	踝关节的结构特点、分歧韧带	踝关节的运动、足弓

二、实验内容

1. 观察脊柱标本：识别椎间盘、前纵韧带、后纵韧带、黄韧带、横突间韧带、棘间韧带；确认脊柱的四个生理弯曲。观察骨骼架：识别关节突关节、寰枕关节、寰枢关节；识别肋椎关节、肋头关节、横突关节、肋与胸骨的连结（第1肋与胸骨柄为软骨连结，第2~7肋与胸骨体构成胸肋关节，第8~10肋形成肋弓）；确认胸廓上、下口的组成，胸骨下角及肋间隙。

2. 观察颅骨和颞下颌关节标本，识别下颌窝、关节结节和下颌头，注意观察其关节囊、关节盘和外侧韧带。学生自身做脊柱前屈、后伸、侧屈及旋转运动，做深呼吸运动，做张口、闭口及侧方运动，以掌握脊柱、胸廓和颞下颌关节的运动。

3. 观察骨骼架和尸体标本，辨认胸锁关节的组成及关节囊、关节盘，识别肩锁关节的构成和运动。

4. 观察骨骼架和局解标本，确认肩关节的组成、关节囊的特点，识别肱二头肌长头腱、喙肩韧带，掌握其结构特点。

5. 观察肘关节标本，识别肱尺关节、肱桡关节和桡尺近侧关节、桡骨环状韧带，掌握其结构特点。

6. 观察局解标本，识别桡尺远侧关节、桡尺近侧关节和前臂骨间膜，辨认手骨的连结。学生自身做以上各关节的运动。

7. 观察骨盆局解标本，识别骶髂骨间韧带、骶结节韧带、骶棘韧带、坐骨大孔、坐骨小孔、闭孔膜及闭膜管、耻骨联合，辨识男、女性骨盆的区别。

8. 观察髋关节标本，识别髋关节的组成、髋臼唇、髋臼横韧带、股骨头韧带、髂股韧带并掌握其结构特点，自身演示其运动。

9. 观察膝关节标本，识别膝关节的组成、关节囊的结构特点、股四头肌腱、髌骨、髌韧带、胫侧副韧带、腓侧副韧带、内侧及外侧半月板并掌握其结构特点，自身演示其运动。

10. 观察局解标本，识别胫骨、腓骨的连结和足骨的连结。

三、实验仪器设备及消耗材料名称/数量

人体躯干部的骨连接标本、四肢骨连接标本、挂图。

四、实验原理和方法

通过对关节标本、挂图的观察，学生在自己身上触摸，结合书本知识，认识其形态结构及其功能，验证书本知识。

五、实验步骤

首先示教：以标本示纤维连结、软骨连结和骨性结合；以膝关节标本示关节面、关节腔、关节囊、韧带、关节盘和关节唇；演示关节的运动。学生参阅教材，自行观察标本。

六、实验注意事项

避免福尔马林液伤手、伤眼。翻看关节时勿损伤结构。观察后把标本放回原处。

七、思考题

以膝关节为例，说明关节的灵活性和稳固性。

实验六　观察头肌、颈肌、背肌、胸肌的形态

理论复习

【骨骼肌总论】

运动系统的肌肉（muscle）附着于骨，故又名骨骼肌。每块肌肉都具有一定的形态、结构和功能，有丰富的血管、淋巴分布，在躯体神经支配下收缩或舒张，进行随意运动。

一、肌的形态和构造

肌肉可分为中间的肌腹和两端的肌腱。肌腹（venter）是肌的主体，由横纹肌纤维组成。肌腱（tendon）呈索条或扁带状，由胶原纤维构成，无收缩能力，附着于骨。阔肌的肌腹和肌腱都呈膜状，其肌腱叫作腱膜（aponeurosis）。肌腹的表面包以结缔组织性外膜，向两端则与肌腱组织融合在一起。

肌的形态多种多样，按其外形可分为长肌、短肌、阔肌、轮匝肌四种。长肌多见于四肢，收缩的幅度大，可产生大幅度的运动，但由于其横截面肌束的数目相对较少，故收缩力也较小。短肌收缩幅度小，可完成精细运动。有些肌有长的腱，肌束斜行排列于腱的两侧，酷似羽毛，名为羽状肌（如股直肌）。有些肌纤维斜行排列于腱的一侧，叫半羽状肌（如半膜肌、拇长屈肌）。这些肌肉横断面肌束的数量大大超过梭形或带形肌，故收缩力较大，但由于肌束短，所以运动的幅度小。轮匝肌则围绕于眼、口等开口部位。

二、肌的起止、配布和作用

肌肉通常起于一骨，止于另一骨，中间跨过一个或几个关节。一般将接近身体正中面或四肢靠近近侧的附着点称为肌肉的起点或定点，另一端称为止点或动点。骨肉排列规律：以跨越关节的运动轴为准，形成两群互相对抗的肌肉，如跨越水平冠状轴的屈肌

群和伸肌群、分布于水平矢状轴两侧的内收肌群和外展肌群、横行或斜行跨越垂直轴的旋内（旋前）肌群和旋外（旋后）肌群。

三、肌肉的命名法

肌肉可根据形状、大小、位置、起止点、纤维方向和作用等命名。依形态命名的有斜方肌、菱形肌、三角肌、梨状肌等，依位置命名的有肩胛下肌、冈上肌、冈下肌、肱肌等，依位置和大小综合命名的有胸大肌、胸小肌、臀大肌等，依起止点命名的有胸锁乳突肌、肩胛舌骨肌等，依纤维方向和部位综合命名的有腹外斜肌、肋间外肌等，依作用命名的有旋后肌、咬肌等，依作用结合其他因素综合命名的有旋前圆肌、内收长肌、指浅屈肌等。

四、肌的辅助装置

（一）筋膜

筋膜（fascia）可分为浅、深两层。浅筋膜（superficial fascia）分布于皮下，由疏松结缔组织构成，内含浅动、静脉，浅淋巴结和淋巴管，皮神经等。有些部位如面部、颈部有皮肌，胸部有乳腺。深筋膜（profundal fascia）又叫固有筋膜，由致密结缔组织构成，遍布全身，包裹肌肉、血管、神经束和内脏器官。当肌肉分层时，固有筋膜也分层，叫作肌间隔。在体腔肌肉的内面，固有筋膜如胸内筋膜、腹内筋膜和盆内筋膜等，包在一些器官的周围，构成脏器筋膜或形成血管鞘。

（二）腱鞘

腱鞘是肌腱表面的深筋膜增厚形成的鞘状结构，可分外层的纤维层和内层的滑膜层。滑膜构成双层圆筒状套管，套管的内层紧包在肌腱的表面，外层则与纤维鞘相贴。两层之间含有少量滑液。在发生中滑膜鞘的两层在骨面与肌腱间互相移行，叫作腱系膜，发育过程中腱系膜大部分消失，仅在一定部位上保留，以引导营养肌腱的血管通过，称腱纽。

（三）滑液囊

在一些肌肉抵止腱和骨面之间，生有结缔组织小囊，壁薄，内含滑液，叫作滑液囊（synovial bursa），其功能是减缓肌腱与骨面的摩擦。滑液囊有的是独立封闭的，有的与邻近的关节腔相通，可视为关节囊滑膜层的突出物。

【头　肌】

头肌分为面肌和咀嚼肌两部分。

一、面肌

面肌围绕面部裂孔环绕和放射状排列，有颅顶肌、眼轮匝肌、口周围肌、鼻肌。

二、咀嚼肌

1. 咬肌：起自颧弓下缘和内面，止于下颌支和下颌角外面。
2. 颞肌：起自颞窝，止于下颌骨冠突。
3. 翼内肌：起自翼窝，止于下颌角内面。
4. 翼外肌：起自蝶骨大翼下面和翼突的外侧，止于下颌颈。

【颈肌】

颈肌分为颈浅肌、颈中肌（舌骨上、下肌群）和颈深肌。

一、颈浅肌

1. 颈阔肌：起自胸大肌和三角肌表面的筋膜，止于口角。
2. 胸锁乳突肌：起自胸骨柄和锁骨的胸骨端，止于颞骨乳突。

二、颈中肌

（一）舌骨上肌群 4 块
1. 二腹肌：前腹起自下颌骨二腹肌窝，后腹起自乳突，以中间腱系于舌骨。
2. 下颌舌骨肌：起自下颌舌骨线，止于舌骨体。
3. 茎突舌骨肌：起自茎突，止于舌骨小角。
4. 颏舌骨肌：起自颏棘，止于舌骨体。

（二）舌骨下肌群 4 块
舌骨下肌群：胸骨舌骨肌、胸骨甲状肌、甲状舌骨肌、肩胛舌骨肌。

三、颈深肌

1. 外侧群：前斜角肌、中斜角肌、后斜角肌。
2. 内侧群：头长肌、颈长肌。

【躯干肌】

一、背肌

背肌位于躯干后面，分浅层、深两群。浅层肌有斜方肌、背阔肌、肩胛提肌、菱形肌、夹肌。深层肌有竖脊肌。

1. 斜方肌：起自上项线、枕外隆凸、项韧带、第7颈椎和全部脊椎的棘突，止于锁骨的外侧1/3、肩峰和肩胛冈。

2. 背阔肌：起自下6个胸椎的棘突、全部腰椎的棘突、骶正中嵴及髂嵴，止于肱骨小结节嵴和结节间沟。

3. 肩胛提肌：起自上4个颈椎的横突，止于肩胛骨的上角。

4. 菱形肌：起自第6、7颈椎和第1~4胸椎的棘突，止于肩骨的内侧缘。

5. 夹肌：起自项韧带下部、第7颈椎棘突和上部胸椎，止于颞骨乳突和第1~3颈椎横突。

6. 竖脊肌：起自骶骨背面和髂嵴后部，分三群肌束止于椎骨、肋骨及乳突。

二、胸肌

（一）胸上肢肌

1. 胸大肌：起自锁骨的内侧半、胸骨和第1~6肋软骨，止于大结节嵴。

2. 胸小肌：起自第3~5肋骨，止于喙突。

3. 前锯肌：起自上8个肋骨，止于肩胛骨内侧缘。

（二）胸固有肌

胸固有肌：肋间内肌、肋间外肌、肋间最内肌。

实验部分

一、实验目的

了解肌的形态分类、肌的辅助结构。在标本上和活体上确认和识别背肌、头肌、颈肌、胸肌的形态结构和名称以及功能。在活体上确认重要肌性标志：背阔肌、咬肌、胸锁乳突肌、胸大肌。

项目 分级要求	基础要求	较高要求	高要求
肌肉概述	分类、构造、起止点	肌的形态、肌的辅助装置	肌的配布
背肌	斜方肌、背阔肌、竖脊肌的位置、名称	肩胛提肌、菱形肌的起止点、作用	胸腰筋膜
胸肌	胸大肌、前锯肌的名称、位置	胸大肌的起止点、作用，胸小肌、肋间外肌、肋间内肌的位置、作用	胸肌的神经支配
头肌	面肌：枕额肌、眼轮匝肌、口轮匝肌 咀嚼肌：咬肌、颞肌	颊肌、翼内肌、翼外肌的位置	面肌神经支配
颈肌	胸锁乳突肌的位置、作用	颈阔肌，舌骨上、下肌群，斜角肌	斜角肌间隙

二、实验内容

1. 确认背肌浅层群：斜方肌、背阔肌、肩胛提肌；背肌深层群：竖脊肌；胸腰筋膜；胸上肢肌：胸大肌、胸小肌、前锯肌；胸固有肌：肋间外肌、肋间内肌、间最内肌。

2. 辨识面肌：枕额肌、帽状腱膜、眼轮匝肌、口轮匝肌；咀嚼肌：颞肌、咬肌、翼内肌、翼外肌；颈浅肌：胸锁乳突肌、二腹肌、下颌舌骨肌、颏舌骨肌、茎突舌骨肌、胸骨舌骨肌、肩胛舌骨肌、胸骨甲状肌、甲状舌骨肌；颈深肌：前、中、后斜角肌及斜角肌间隙。

三、实验仪器设备及消耗材料名称/数量

1. 面肌（示枕额肌、颊肌、眼口轮匝肌等）标本、咀嚼肌（示翼内肌、翼外肌、颞肌、咬肌）标本。

2. 全身半边浅层肌标本（示胸锁乳突肌、胸大肌、前锯肌、斜方肌、背阔肌、颈部三角等）。

3. 颈肌（示舌骨上、下肌群，颈阔肌，前、中斜角肌，斜角肌间隙，头长肌，颈长肌等）标本、腹后壁肌标本、胸背深层肌标本（示胸小肌、肋间外肌和肋间内肌、菱形肌、前锯肌、肩胛提肌、竖脊肌、胸腰筋膜等）。

4. 模型：面肌、颈肌、咀嚼肌的模型。

5. 挂图：头、颈、胸、背肌的挂图。

四、实验原理和方法

通过对背肌、头肌、颈肌、胸肌标本，以及挂图、模型的观察，学生在自己身上触

摸肌腹、肌腱，结合书本知识，认识其形态结构，验证理论知识。

五、实验步骤

示教：长肌、短肌、阔肌和轮匝肌，以及拮抗肌、协同肌的配布关系，肌的辅助结构。

学生参阅教材和实验指导，自行观察标本、挂图、模型。

六、实验注意事项

避免福尔马林液伤手、伤眼。翻看肌肉标本时，勿损伤结构。观察后把标本放回原处。在翻动尸体时，需多人合作。勿用力牵拉神经、血管、肌肉等，以避免损伤。

七、思考题

简述每块咀嚼肌的作用。

实验七　观察膈、腹肌、盆底肌的形态

理论复习

【膈】

膈肌起自胸廓下口，止于中心腱。表面有三个裂孔，主动脉裂孔约平对第 12 胸椎，食管裂孔平对第 10 胸椎，腔静脉裂孔平对第 8 胸椎。

【腹肌】

一、前外侧群

1. 腹外斜肌：起自下位第 8 肋骨，止于髂嵴、耻骨梳，并形成腹白线、腹股沟韧带、腔隙韧带、腹股沟浅环。
2. 腹内斜肌：起自胸腰筋膜、髂嵴和腹股沟韧带外侧 1/3，止点形成腹白线、联合腱。
3. 腹横肌：起自下位第 6 肋软骨、胸腰筋膜、髂嵴和腹股沟韧带外侧 1/3，止点形成腹白线、联合腱。
4. 腹直肌：起自耻肌联合和耻骨嵴，止于胸骨剑突和第 5~7 肋软骨前面。

二、后群

后群包括腰方肌和腰大肌。

【会阴】

会阴是盆膈以下所有的软组织，可分为前部的尿生殖三角和后部的肛门三角。

1. 肛门三角肌有肛提肌、尾骨肌、肛门外括约肌。
2. 尿生殖三角肌有会阴浅横肌、球海绵体肌、坐骨海绵体肌、会阴深横肌、尿道括约肌。
3. 会阴筋膜有会阴浅筋膜、盆膈上筋膜、盆膈下筋膜。

实验部分

一、实验目的

在标本上和活体上确认和识别膈、腹肌、盆底肌的名称和形态，理解其功能。观察腹壁不同部位手术切口的层次及名称。

项目 分级要求	基础要求	较高要求	高要求
膈	位置、形态、作用	起止点	膈上裂孔的名称、位置、通行结构
腹肌	腹直肌、腹外斜肌、腹内斜肌、腹横肌的位置、形态	白线、弓状线以及腹肌的肌纤维方向、起止点、作用、腱划、腹股沟韧带	腰大肌、腰方肌、腹直肌鞘、腹股沟管
盆底肌	尿道括约肌、肛门括约肌	肛提肌、会阴浅横肌、会阴深横肌	球海绵体肌、尾骨肌

二、实验内容

1. 观察膈标本，确认膈脚、中心腱、主动脉裂孔、食管裂孔、腔静脉孔。识别腹肌前外侧群：腹直肌、腱划、腹外斜肌、腹股沟韧带、腔隙韧带、腹股沟浅环、腹内斜肌、提睾肌、腹横肌、腹股沟镰；腹肌后群：腰方肌。配合模型、板图确认腹直肌鞘、白线和腹股沟管的结构特点。
2. 观察女性会阴模型，识别尿生殖膈、盆膈和各肌。

三、实验仪器设备及消耗材料名称/数量

1. 全身半边浅层肌：腹外斜肌、腹直肌鞘和腹股沟管等。
2. 膈肌：示膈肌的三个起部、三个孔和中心腱。
3. 女性会阴模型以及膈、腹肌、会阴部的挂图。

四、实验原理和方法

通过对膈、腹肌、盆底肌标本、挂图、模型的观察，学生在自己身上触摸，结合书本知识，认识其形态结构，验证书本知识。

五、实验步骤

首先复习理论知识，示教膈肌、腹直肌鞘、腹股沟管，然后学生参照挂图，在教材、实验指导的指引下自己观察。

六、实验注意事项

避免福尔马林液伤手、伤眼。翻看肌肉标本时，勿损伤结构。观察后把标本放回原处。在翻动尸体时，需多人和作。勿用力牵拉神经、血管、肌肉等，以避免损伤。

七、思考题

简述腹直肌鞘和腹股沟管。

实验八　观察上肢肌的形态和三角肌注射部位

理论复习

【上肢肌】

一、上肢带肌

1. 三角肌：起自锁骨外侧半、肩峰、肩胛冈，止于肱骨三角肌粗隆。
2. 冈上肌：起自肩胛骨冈上窝，止于肱骨大结节上部。
3. 冈下肌：起自肩胛骨冈下窝，止于肱骨大结节中部。
4. 小圆肌：起自肩胛骨外侧缘上 2/3，止于肱骨大结节下部。
5. 大圆肌：起自肩胛骨背侧面，止于肱骨小结节嵴。
6. 肩胛下肌：起自肩胛下窝，止于肱骨小结节。

二、臂肌

（一）前群

1. 肱二头肌：起自肩胛骨盂上结节和肩胛骨喙突，止于桡骨粗隆。
2. 喙肱肌：起自肩胛骨喙突，止于肱骨中部内侧。
3. 肱肌：起自肱骨下半的前面，止于尺骨粗隆。

（二）后群

肱三头肌：起自肩胛骨盂下结节，肱骨桡神经沟上、下方，止于尺骨鹰嘴。

三、前臂肌

（一）前群

1. 第一层有 5 块，自桡侧向尺侧依次为肱桡肌、旋前圆肌、桡侧腕屈肌、掌长肌、尺侧腕屈肌。肱桡肌起自肱骨外上髁的上方，止于桡骨茎突。其他四肌共同起自肱骨内上髁，旋前圆肌止于桡骨外侧面的中部，桡侧腕屈肌止于第 2 掌骨底，掌长肌止于掌腱膜，尺侧腕屈肌止于豌豆骨。

2. 第二层有 1 块，是浅屈肌，起自肱骨内上髁、尺骨和桡骨前面，止于第 2~5 指中节指骨体两侧。

3. 第三层有两块，拇长屈肌和指深屈肌。两肌起自桡、尺骨上端的前面和骨间膜，拇长屈肌止于拇指远节指骨底，指深屈肌止于第 2~5 指远节指骨底。

4. 第四层有 1 块，是旋前方肌，起自尺骨，止于桡骨。

（二）后群

1. 浅层有 5 块，自桡侧向尺侧依次为桡侧腕长伸肌、桡侧腕短伸肌、指伸肌、小指伸肌和尺侧腕伸肌。5 块肌共同起自肱骨外上髁，桡侧腕长伸肌和桡侧腕短伸肌分别止于第 2 和第 3 掌骨底，指伸肌形成指背腱膜，分三束分别止于中节和远节指骨底，尺侧腕伸肌止于第 5 掌骨底。

2. 深层有 5 块，自上向下依次为旋后肌、拇长展肌、拇短伸肌、拇长伸肌、示指伸肌。旋后肌起自肱骨外上髁和尺骨外侧缘上部，止于桡骨前面的上部。其他四肌均起自桡骨和尺骨的后面及骨间膜，拇长展肌止于第 1 掌骨底，拇短伸肌止于拇指近节指骨底，拇长伸肌止于拇指远节指骨底，示指伸肌止于示指指背腱膜。

四、手肌

1. 外侧群有 4 块：拇短展肌、拇短屈肌、拇对掌肌、拇收肌。
2. 内侧群有 3 块：小指展肌、小指短屈肌、小指对掌肌。
3. 中间群有 4 块蚓状肌、7 块骨间肌。

实验部分

一、实验目的

掌握上肢肌的分群、组成和功能，三角肌、肱二头肌、肱三头肌的起止、位置及作用。掌握前臂肌和手肌的分群。在标本上和活体上确认和识别上肢肌的形态和名称。在活体上确认肌性标志：三角肌、肱二头肌腱、掌长肌、桡侧腕屈肌。观察和确认三角肌注射部位的结构特点。

项目 分级要求	基础要求	较高要求	高要求
三角肌	位置、作用	起止点、肌肉瘫痪的表现（方形肩）	肌肉注射部位、神经支配
肩肌	冈上肌、冈下肌、小圆肌、大圆肌、肩胛下肌的位置	肩肌的作用	神经支配
臂肌	肱二头肌、肱三头肌的位置、作用，肱肌、喙肱肌、肘肌的位置	肱二头肌、肱三头肌的起止点	神经支配
前臂肌前群	肱桡肌、旋前圆肌、桡侧腕屈肌、掌长肌、尺侧腕屈肌	指浅屈肌、拇长屈肌、指深屈肌、旋前方肌	认识手部掌面肌腱的位置、名称
前臂肌后群	桡侧腕长伸肌、桡侧腕短伸肌、指伸肌、小指伸肌、尺侧腕伸肌	旋后肌、拇长展肌、拇短伸肌、拇长伸肌、示指伸肌	认识手部背面肌腱的位置、名称
手肌	大鱼际、小鱼际	拇短展肌、拇短屈肌、拇收肌、小指对掌肌	蚓状肌、骨间背侧肌、骨间掌侧肌

二、实验内容

1. 识别肩肌：三角肌、冈上肌、冈下肌、小圆肌、大圆肌、肩胛下肌。识别臂肌前群：肱二头肌、喙肱肌、肱肌；臂肌后群：肱三头肌。

2. 辨识前臂肌前群：第一层从桡侧向尺侧依次为肱桡肌、旋前圆肌、桡侧腕屈肌、掌长肌、尺侧腕屈肌；第二层为指浅屈肌；第三层为指拇长屈肌、指深屈肌；第四层为指旋前方肌。

3. 辨识前臂肌后群：浅层由桡侧向尺侧依次为桡侧腕长伸肌、桡侧腕短伸肌、指伸肌、小指伸肌、尺侧腕伸肌；深层自上而下，由桡侧向尺侧依次为旋后肌、拇长展肌、拇短伸肌、拇长伸肌、示指伸肌。

4. 辨识手肌外侧群（鱼际）：拇短展肌、拇短屈肌；内侧群（小鱼际）：小指展肌、小指短屈肌、小指对掌肌；中间群：蚓状肌、骨间背侧肌、骨间掌侧肌。

5. 观察标本、模型和挂图，辨识上肢的腱鞘、筋膜（腕掌侧韧带、腕背侧韧带、腕横韧带）。观察局解标本，识别腋窝、肘窝、腕管。

三、实验仪器设备及消耗材料名称/数量

上肢肌标本、上肢肌挂图。

四、实验原理和方法

通过对上肢肌的形态和三角肌注射部位标本、挂图、模型的观察，学生在自己身上触摸，结合书本知识，认识其形态结构，验证书本知识。

五、实验步骤

首先复习理论知识，示教前臂肌和手肌，然后学生参照挂图，在教材、实验指导的指引下自己观察。教师答疑巡回指导。

六、实验注意事项

避免福尔马林液伤手、伤眼。翻看肌肉标本时，勿损伤结构。观察后把标本放回原处。在翻动尸体时，需多人和作。勿用力牵拉神经、血管、肌肉等，以避免损伤。注意肌性标志的正确辨认。

七、思考题

上肢的肌性标示有哪些?

实验九 观察下肢肌的形态和臀大肌注射部位

理论复习

一、髋肌

（一）前群

1. 髂腰肌：由腰大肌和髂肌组成。腰大肌起于腰椎体侧面和腰椎横突，髂肌起自髂窝，两肌止于股骨小转子。

2. 阔筋膜张肌：起自髂前上棘，止于胫骨外上髁。

（二）后群

1. 臀大肌：起自髂骨翼外面和骶骨背面，止于臀肌粗隆。

2. 臀中肌：位于臀大肌深面。

3. 臀小肌：位于臀中肌深面。

4. 梨状肌：起自骶前孔外侧，止于大转子尖。

5. 闭孔内肌：起自闭孔膜内面，止于转子窝。

6. 股方肌：起自坐骨结节，止于转子间嵴。

7. 闭孔外肌：起自闭孔膜外面，止于转子窝。

二、大腿肌

（一）前群

1. 缝匠肌：起自髂前上棘，止于胫肌上端内侧面。

2. 股四头肌：起自髂前下棘、股骨粗线、股骨体前面，止于胫骨粗隆。

（二）内侧群

内侧群共5块肌，浅层自外侧向内侧有耻骨肌、长收肌、股薄肌，中层肌有短收肌，深层有大收肌。

（三）后群

1. 股二头肌：起自坐骨结节和股骨粗线，止于腓骨头。
2. 半腱肌：起自坐骨结节，止于胫骨上端内侧。
3. 半膜肌：起自坐骨结节，止于胫骨内侧髁的后面。

三、小腿肌

（一）前群

1. 胫骨前肌：起自胫骨外侧面，止于内侧楔骨和第 1 跖骨。
2. 趾长伸肌：起自腓骨内侧面的上 2/3 和小腿骨间膜，止于第 2~5 趾中节和远节趾骨底。
3. 蹬长伸肌：起自腓骨内侧面，止于蹬趾远节趾骨底。

（二）外群

1. 腓骨长肌：起自腓骨外侧面上部，止于内侧楔骨和第 1 跖骨。
2. 腓骨短肌：起自腓骨外侧面下部，止于第 5 跖骨底。

（三）后群

1. 浅层有小腿三头肌，起自股骨内、外侧髁和比目鱼肌线，止于跟骨。
2. 深层肌有 4 块：腘肌、趾长屈肌、蹬长屈肌、胫骨后肌。

四、足肌

足肌分为足背肌和足底肌。

实验部分

一、实验目的

掌握下肢肌的分群、组成和功能，髂腰肌、臀大肌、梨状肌、股四头肌、长收肌、股二头肌、小腿三头肌的起止、位置及作用。在标本上和活体上确认和识别下肢肌的形态和臀大肌注射部位。在活体上确认肌性标志：臀大肌、股四头肌、髌韧带、腓长肌和跟腱。观察臀大肌、臀中肌、臀小肌注射部位结构关系。

项目 分级要求	基础要求	较高要求	高要求
髋肌前群	髂腰肌的位置、组成，阔筋膜张肌的位置	髂腰肌的起止点、作用	神经支配
髋肌后群	臀大肌、梨状肌的位置	臀大肌的起止点、作用，臀中肌、臀小肌的位置	臀大肌注射部位，梨状肌上、下孔及穿行结构
大腿肌前群	缝匠肌、股四头肌的位置	缝匠肌、股四头肌的起止点、作用	神经支配
大腿肌内侧群	耻骨肌、长收肌、股薄肌	短收肌	大收肌
大腿肌后群	股二头肌、半腱肌、半膜肌的位置	后群肌的起止点、作用	神经支配
小腿肌前群	胫骨前肌	踇长伸肌	趾长伸肌
小腿肌外侧群	腓骨长肌	腓骨短肌	作用
小腿肌后群	小腿三头肌的位置	小腿三头肌的起止点、分层（腓肠肌、比目鱼肌）、作用	趾长屈肌、胫骨后肌
足肌	趾短伸肌	小趾展肌	蚓蚓肌

二、实验内容

1. 识别髋肌前群：髂腰肌、阔筋膜张肌；后群：臀大肌、臀中肌、臀小肌、梨状肌。

2. 识别大腿肌前群：缝匠肌、股四头肌；内侧群：股薄肌、耻骨肌、长收肌、短收肌、大收肌及收肌腱裂孔；后群：股二头肌、半腱、半膜肌。

3. 识别小腿肌前群，从内侧向外侧依次为胫骨前肌、踇长伸肌、趾长伸肌；外侧群：腓骨长肌、腓骨短肌；后群：浅层为小腿三头肌（腓长肌、比目鱼肌、跟腱），深层自内侧向外侧依次为趾长屈肌、胫骨后肌、踇长屈肌、

4. 识别足肌。足背肌：踇短伸肌、趾短伸肌；足底肌。

5. 观察局解标本，识别股三角、收肌管、腘窝、阔筋膜、隐静脉裂孔。

三、实验仪器设备及消耗材料名称/数量

下肢肌标本、下肢肌挂图。

四、实验原理和方法

通过对下肢肌的形态和臀大肌注射部位标本、挂图、模型的观察，学生在自己身上触摸，结合书本知识，认识其形态结构，验证书本知识。

五、实验步骤

首先简要复习理论知识，示教小腿肌和足肌，然后学生参照挂图，在教材、实验指导的指引下自己观察。教师答疑巡回指导。

六、实验注意事项

避免福尔马林液伤手、伤眼。翻看肌肉标本时，勿损伤结构。观察后把标本放回原处。在翻动尸体时，需多人和作。勿用力牵拉神经、血管、肌肉等，以避免损伤。注意肌性标志的正确辨认。

七、思考题

简述股三角和股管。

实验十　观察消化管的形态

理论复习

【内脏总论】

一、内脏的定义

内脏包括消化、呼吸、泌尿、生殖四个系统的器官，主要位于胸腔、腹腔和盆腔，借管道直接或间接与外界相通，可按人为划分的标志线及分区进行定位观察。内脏在形态与发生上与胸膜、腹膜和会阴关系密切，三者也均属内脏学范畴。

二、内脏器官的一般结构

内脏器官形态不一，按其构造可分为中空性器官和实质性器官。

（一）中空性器官

中空性器官呈管状或囊状，其管壁通常分3层或4层，由内向外依次为黏膜、黏膜下层、肌层和外膜。

（二）实质性器官

实质性器官多属腺组织，表面包以结缔组织被膜或浆膜，被膜伸入器官内将器官分隔若干小叶，每个器官的血管、淋巴管、神经和导管出入之处常为一凹陷，称为门。

三、胸部标志线和腹部分区

（一）胸部标志线

1. 前正中线：沿身体前正中所做的垂直线。
2. 胸骨线：沿胸骨外侧缘所做的垂直线。

3. 锁骨中线：通过锁骨中点的垂直线。

4. 胸骨旁线：胸骨线与锁骨中线之间中点的垂直线。

5. 腋前线：沿腋前襞向下所做的垂直线。

6. 腋后线：沿腋后襞向下所做的垂直线。

7. 腋中线：位于腋前线和腋后线中间的垂直线。

8. 肩胛线：通过肩胛骨下角的垂直线。

9. 后正中线：沿身体后面正中线所做的垂线。

（二）腹部分区

腹部可划分为 9 个区或 4 个区。9 区分法通过两条横线和两条纵线划分。上横线为左、右侧第 10 肋最低点连线，下横线为左、右侧髂结节的连线。两纵线为通过腹股沟中点的垂线。上述四条线将腹部分 9 区，即左、右季肋区，左、右腹外侧区，左、右腹股沟区，腹上区，脐区，腹下区。临床上将腹部分为左、右上腹和左、右下腹 4 个区。

【消化管】

消化系统（digestive system）由消化管和消化腺两大部分组成。消化管包括口腔、咽、食管、胃、小肠（十二指肠、空肠、回肠）和大肠（盲肠、阑尾结肠、直肠、肛管）等部。临床上常把口腔到十二指肠的这一段称为上消化道，空肠以下的部分称为下消化道。消化腺有小消化腺和大消化腺两种。小消化腺散布于消化管各部的管壁内，大消化腺有三对唾液腺（腮腺、下颌下腺、舌下腺）、肝和胰。

一、口腔

口腔（oral cavity）是以骨性口腔为基础而形成的，前方开口叫口裂，由上、下唇围成，后方以咽峡和咽交通，上壁（顶）为腭，下壁是口底，两侧壁叫颊。整个口腔被上、下牙弓（包括牙槽突、牙龈和牙列）分隔为前、后两部。前部叫口腔前庭，后部叫固有口腔。口腔内有牙齿和舌，并有三对唾液腺开口于口腔黏膜表面。

（一）口腔各壁

1. 前壁：口唇和颊互相连续，以肌肉为基础，外面覆以皮肤，内面衬以口腔黏膜。

2. 侧壁：颊。

3. 口底：以舌骨上肌群（下颌舌骨肌和颏舌骨肌）为基础构成。在口底正中线上有一黏膜皱襞叫舌系带，连于下颌牙龈内面和舌下面之间。系带的两侧各有一黏膜隆起叫舌下肉阜，是下颌下腺和舌下腺导管的开口处。

4. 顶壁：腭（palate）包括硬腭（前 2/3）和软腭（后 1/3）两部分。软腭后部向后下方下垂的部分叫作腭帆。软腭后缘中央有一乳头样突起叫悬雍垂（腭垂）。悬雍垂两侧各有两条弓状皱襞：前方的叫腭舌弓，延伸到舌根的侧缘；后方的叫腭咽弓，向下延伸至咽的侧壁。两弓之间的凹窝容纳腭扁桃体。软腭后缘、两侧腭舌弓、腭咽弓和舌根共同围成的空间叫咽峡。

（二）牙

牙（teeth，dentes）是人体最坚硬的结构，呈弓状排列成上牙弓和下牙弓。

1. 分部：分牙冠、牙根、牙颈三部分。

2. 组成：主要由牙本质构成，另有釉质、牙骨质和牙髓。牙冠外面有光亮坚硬的釉质，牙根的表面有牙骨质。牙内部的空腔叫牙腔或髓腔，牙根的内部有根管，牙根管末端的小孔叫根尖孔。牙的神经、血管与结缔组织共同组成牙髓。

3. 牙周组织：包括牙槽骨、牙周膜和牙龈三部分。牙槽骨是牙根周围牙槽突的骨质。牙周膜是介于牙和牙槽骨之间的致密结缔组织，固定牙根，并能缓解咀嚼时的压力。牙龈是紧贴牙槽骨外面的口腔黏膜，富含血管，其游离缘附于牙颈。

4. 牙的种类和排列：第一套牙称乳牙，可分为切牙、尖牙和磨牙三类。第二套牙称恒牙，可分为切牙、尖牙、前磨牙和磨牙四类。乳牙共 20 颗，上、下颌及左右各 5颗。恒牙共 32 颗，上、下颌及左右各 8 颗。

5. 牙的形态特点：切牙的牙冠呈扁平凿子形，尖牙的牙冠呈锥形，前磨牙的牙冠呈立方形，咬合面上有 2~3 个结节，以上各牙均各有一个牙根。磨牙的牙冠大，也呈立方形，咬合面上有 4~5 个结节，下颌磨牙有两个或三个牙根，上颌磨牙有三个牙根。

（三）舌

1. 舌（tongue）的形态：舌分为上、下两面。上面又叫舌背，舌背上有一向前开放的"V"型沟叫界沟，将舌分为前 2/3 的舌体和后 1/3 的舌根。舌体的前端叫舌尖，舌根对向口咽部。

2. 舌黏膜：舌背黏膜上有许多小突起叫舌乳头，根据其形态可分为 4 类。

（1）丝状乳头：细而长，呈白色丝绒状，布满舌背前 2/3。

（2）菌状乳头：分布舌尖及舌体两侧缘，外观呈红色点状。

（3）叶状乳头：位于舌侧缘后部，呈皱襞状，人类不发达。

（4）轮廓乳头：最大，有 7~11 个，排列在界沟的前方，乳头顶端特别膨大，呈圆盘状，周围有环状沟环绕。

轮廓乳头、菌状乳头、叶状乳头以及软腭、会厌等处的黏膜上皮中有味觉感受器，称为味蕾。舌根部的黏膜内含有许多淋巴组织形成的隆起，叫舌扁桃体。

3. 舌肌：舌肌可分为舌固有肌和舌外肌两类。舌内肌起止都在舌内，由上下垂直、前后纵行和左右横行等不同方向的肌纤维束组成，且互相交错，收缩时可改变舌的形状。舌外肌是指起于舌外、止于舌的肌肉，包括：

（1）颏舌肌，起于下颌骨体后面的颏棘，肌纤维呈扇形，向后上方止于舌中线两侧。两侧颏舌肌同时收缩，拉舌向前下方，即伸舌，该肌一侧收缩，舌伸出时舌尖偏向对侧。

（2）舌骨舌肌，起于舌骨，收缩时牵舌向后下外侧。

（3）茎突舌肌，起于颞骨茎突，可牵舌向后上方。

4. 唾液腺

口腔内有两种唾液腺（salivary glands）。小唾液腺散布于各部口腔黏膜内（如唇腺、颊腺、腭腺、舌腺）。大唾液腺包括腮腺、下颌下腺和舌下腺三对。

腮腺（parotid gland）：最大，略呈三角楔形，位于外耳道前下方，上达颧弓，下至下颌角，前至咬肌后部的表面，腺的后部特别肥厚，深入到下颌后窝内。由腺的前部发出腮腺管，在颧弓下方一横指处经咬肌表面前行，穿过颊肌开口于上颌第二磨牙相对的颊黏膜处的腮腺管乳头。

下颌下腺（submandibular gland）：略呈卵圆形，位于下颌下三角内，下颌骨下缘和二腹肌前、后之间。下颌下腺管开口于舌下阜。

舌下腺（sublingual gland）：细长而略扁，位于口底舌下襞的深面，与下颌下腺管汇合或单独开口于舌下阜，小管开口于舌下襞表面。

二、咽

咽（pharynx）是一个上宽下窄、前后略扁的漏斗形肌性管，上端附着于颅底，下端平环状软骨弓（第 6 颈椎下缘平面），续于食管，全长约 12 厘米。后壁平整，前壁不完整，与鼻腔、口腔和喉腔相通。咽可分为鼻咽部、口咽部和喉咽部。

（一）鼻咽

鼻咽介于颅底与软腭之间，其顶后壁的黏膜下有丰富的淋巴组织，称咽扁桃体。在鼻咽的侧壁距下鼻甲后端之后约 1 厘米处有咽鼓管咽口，鼻咽腔经此口通向中耳鼓室。小儿的咽鼓管较短而宽。咽鼓管咽口的前、上、后方的隆起称咽鼓管圆枕。咽鼓管圆枕后方与咽后壁之间有一凹陷，称咽隐窝，是鼻咽癌的好发部位。

（二）口咽

口咽介于软腭与会厌上缘平面之间。舌根后部有一黏膜皱襞与会厌相连，称舌会厌正中襞，襞两侧的凹陷称会厌谷，异物可停留此处。口咽的侧襞有腭扁桃体。腭扁桃体窝上份未被扁桃体充满的空间称扁桃体上窝，异物常停留于此。咽淋巴环由咽后上方的咽扁桃体、两侧的咽鼓管扁桃体、腭扁桃体以及前下方的舌扁桃体围成。

（三）喉咽

喉咽介于会厌上缘与环状软骨下缘平面之间，向下与食管相续。在喉的两侧和甲状软骨内面之间，黏膜下陷形成梨状隐窝，是异物常易停留的部位。

（四）咽肌

咽肌由咽缩肌和咽提肌组成。咽缩肌包括咽上缩肌、咽中缩肌、咽下缩肌。咽提肌位于咽缩肌的深部。

三、食管

食管（esophagus）是一个前后压扁的肌性管，位于脊柱前方，上端在第 6 颈椎下缘平面（环状软骨），与咽相续，下端续于胃的贲门，全长约 25 厘米。依其行程可分为颈部、胸部和腹部三段。食管全程有三处较狭窄：第一个狭窄位于食管和咽的连接处，距中切牙约 15 厘米；第二个狭窄位于食管与左支气管交叉处，相当于胸骨角平面，距中切牙约 25 厘米；第三个狭窄为穿经膈的食管裂孔处，距中切牙 37~40 厘米。食管具有消化管典型四层结构，由黏膜、黏膜下层、肌层和外膜组成。

四、胃

胃（stomach）是消化管的最膨大部分，大部分位于腹上部的左季肋区。上端与食管相续的入口叫贲门，下端连接十二指肠的出口叫幽门。上缘凹向右上方叫胃小弯，下缘凸向左下方叫胃大弯。贲门平面以上向左上方膨出的部分叫胃底，靠近幽门的部分叫幽门部，胃底和幽门部之间的部分叫体。

胃壁由黏膜、黏膜下膜、肌膜和浆膜四层构成。

五、小肠

小肠（small intestine）是消化管中最长的一段，成人全长 5~7 米。上端从幽门起始，下端在右髂窝与大肠相接，可分为十二指肠、空肠和回肠三部分。

1. 十二指肠（duodenum）上端起自幽门，下端在第 2 腰椎体左侧，续于空肠，长 25~30 厘米，呈马蹄铁形包绕胰头，可分上部、下部、升部和降部。十二指肠降部的后内侧壁上有胆总管和胰腺管的共同开口。

2. 空肠（jejunum）约占小肠全长的 2/5，主要占据腹膜腔的左上部。

3. 回肠（ileum）占远侧 3/5，一般位于腹膜腔的右下部。

小肠由黏膜、黏膜下层、肌层和浆膜四层构成。空肠的黏膜有许多环状皱襞绒毛，大大扩张了黏膜的表面积，有利于营养物质的消化和吸收。

六、大肠

大肠（large intestine）是消化管最后的一段，长约 1.5 米，起自右髂窝，终于肛门，可分为盲肠、结肠和直肠三段。

1. 盲肠（cecum）是大肠的开始部，位于右髂窝内，左接回肠，上通升结肠。在盲肠的后内壁伸出一条细长的阑尾（vermiform appendix），其末端游离，一般长 6~8 厘米，内腔与盲肠相通。

2. 结肠（colon）围绕在空回肠的周围，可分为升结肠、横结肠、降结肠和乙状结肠四部分。升结肠是盲肠向上延续的部分，至肝右叶下方弯向左形成横结肠。横结肠左端到脾的下部，折向下至左髂嵴的一段叫降结肠。左髂嵴平面以下的一段结肠位于腹下部和小骨盆腔内，肠管弯曲，叫乙状结肠，在第 3 骶椎平面续于直肠。

3. 直肠（rectum）位于盆腔内，全长 15~16 厘米，从第 3 骶椎至肛门。直肠有两个弯曲即骶曲和会阴曲。直肠上部腔大，称直肠壶腹，腔内有三个直肠横襞。直肠在盆膈以下的一段又叫肛管（anal canal），长 3~4 厘米。腔内有肛柱、肛瓣、肛窦、齿状线、肛梳、白线。

肛门括约肌分为肛门内括约肌和肛门外括约肌，二者与直肠纵行肌及肛提肌形成肛门直肠环。

实验部分

一、实验目的

了解口腔的分部及其界限、牙的基本形态及构造、舌肌的分布及功能。掌握消化管各部的形态结构特点；在标本、模型和活体上确认和识别消化管和唾液腺的形态结构和名称。观察舌黏膜的特点。掌握扁桃体的位置，食管的狭窄和长度，胃的形态，阑尾的位置、形态和体表投影，直肠和肛管的形态特点。

项目 分级要求	基础要求	较高要求	高要求
口腔	分部、牙（形态、构造）、舌（形态）	腭（硬腭、软腭、咽峡）、牙（牙周组织）、舌（舌黏膜）	口唇和颊（人中）、牙（种类和排列、牙周组织）、舌（舌肌）、大唾液腺（腮腺、下颌下腺、舌下腺）
咽	位置、分部（鼻咽、口咽、喉咽）	咽隐窝、腭扁桃体、梨状隐窝	交通
食管	位置、分部	生理狭窄（第一狭窄、第二狭窄、第三狭窄）	生理狭窄的意义
胃	形态（两口、两缘、两壁）、分部（贲门部、胃底、胃体、幽门部）	毗邻、幽门窦及意义	容积、位置
小肠	组成（十二指肠、空肠、回肠）	十二指肠分部（上部、降部、水平部、升部）	十二指肠球及意义，十二指肠大小、乳头及意义，十二指肠悬肌及意义，空肠和回肠比较
大肠	特殊性结构、组成（盲肠、阑尾、结肠、直肠、肛管）	位置、形态、回盲瓣及意义、麦氏点及意义、结肠分部、直肠矢状面上2个弯曲及意义、直肠壶腹、肛管（主要结构）	阑尾位置、寻找阑尾的标志、直肠横襞及意义、肛窦的意义、齿状线的意义、白线的意义、痔（内、外痔的区别），以及肛管周围的括约肌组成、意义、分部，肛直肠环及意义

二、实验内容

1. 观察头部正中矢状切面标本或互相观察口腔，确认硬腭、软腭、腭帆、腭垂、腭舌弓、腭咽弓、咽峡，以及舌系带、舌下阜、舌下襞。

2. 观察牙的标本和模型，辨识牙冠、牙根、牙颈、牙腔、牙根管、牙根尖孔、切牙、尖牙、前磨牙、磨牙。

3. 观察局解标本。识别腮腺、下颌下腺、舌下腺；识别鼻咽部的咽扁桃体、咽鼓管咽口、咽鼓管圆枕、咽隐窝，口咽部的腭扁桃体，喉咽部的梨状隐窝。

4. 观察尸体。识别食管的分部；掌握其三个狭窄的部位，以及胃大弯、胃小弯、角切迹、贲门、幽门、贲门部、胃底、胃体、幽门部、胃窦、中间沟、幽门管、幽门窦；识别胃的位置和毗邻。

5. 观察尸体和局解标本，识别十二指肠各部及十二指肠大乳头、十二指肠小乳头、十二指肠空肠曲、十二指肠悬肌（Treitz 韧带）、空肠和回肠。

6. 观察尸体和局解标本。识别结肠、结肠袋、肠脂垂、回盲瓣；掌握阑尾的形态、位置；识别升结肠、横结肠、乙状结肠、直肠的弯曲及直肠壶腹、直肠横襞，以及肛管的肛柱、肛窦、肛瓣、肛直肠线、齿状线、肛梳、白线。

三、实验仪器设备及消耗材料名称/数量

1. 消化系统全套标本。

2. 头颈正中矢状切面（示鼻、咽、喉）标本，离体胃、肠、三大唾液腺及导管标本，切开的十二指肠、直肠及肛管标本。

3. 咽、口腔模型。

4. 消化管挂图。

四、实验原理和方法

观察消化管和唾液腺的标本、挂图、模型，学生在自己身上触摸，结合书本知识，认识其形态结构，验证书本知识。

五、实验步骤

先观察离体标本和模型，再在尸体上认知其位置和毗邻关系。

六、实验注意事项

除观察固定标本外，对于口腔、牙、舌、口咽要重视相互做活体观察。观察时动作要轻，以免损坏标本。

七、思考题

描述胃的形态和食管的三个狭窄。

实验十一 观察消化腺和腹膜的形态

理论复习

【肝】

肝（liver）是人体中最大的腺，成人的肝约重 1.5 千克，位于右季肋部和腹上部。

一、肝的外形

肝上面膨隆，对向膈，被镰状韧带分为左、右两叶。右叶大而厚，左叶小而薄。肝的下面朝向左下方，又叫脏面。脏面的中央有一横裂叫肝门，为肝管、肝动脉、门静脉、淋巴管和神经出入肝的门户。肝外胆道包括肝左、右管，肝总管，胆囊管，胆囊和胆部管。

1. 上面：左、右两叶，镰状韧带。
2. 下面：左叶、右叶、方叶、尾状叶、肝圆韧带裂（肝圆韧带）、静脉韧带（静脉韧带裂）、胆囊窝（胆囊）、腔静脉沟（下腔静脉）。
3. 肝门：肝脏下面的横沟，有肝固有动脉左、右支，肝门静脉左、右支，肝左、右管，神经和淋巴管等由此出入。
4. 肝蒂内结构排列。

二、肝的位置

学生在自己身上画出位置，并用手拍打感知，同时听实音。

三、肝的分段

Couinaud 肝脏分段法：根据肝门静脉梢系的分布和肝门静脉的走行，将肝脏分为 8 个肝段。

四、肝外胆道

1. 胆囊。胆囊管、肝总管和肝脏面围成的三角形区域称胆囊三角，是胆囊手术中寻找胆囊动脉的标志。
2. 输胆管道包括肝左、右管，肝总管，胆囊管，胆总管。
3. 胆汁和胰液的排泄途径。

【胰】

胰（pancreas）是人体的第二大腺，横跨在第 1、2 腰椎的前面，可分为头、体、尾三部。胰由外分泌部和内分泌部两部分组成。外分泌部的腺细胞分泌胰液，经各级导管流入胰腺管，胰腺管与胆总管共同开口于十二指肠。内分泌部是指散布于外分泌部之间的细胞团——胰岛，它分泌的激素直接进入血液和淋巴，主要参与糖代谢的调节。

【腹　膜】

一、概述

1. 腹膜为全身面积最大、分布最复杂的浆膜，由间皮及少量结缔组织构成，薄而光滑，呈半透明状，衬于腹、盆腔壁内面的腹膜称为壁腹膜或腹膜壁层，覆盖于腹、盆腔器官表面的部分称为脏腹膜或腹膜脏层。
2. 腹膜腔为脏腹膜与壁腹膜互相延续、移行，共同围成的不规则潜在性腔隙。男性腹膜腔为一封闭的腔隙，女性腹膜腔则借输卵管、子宫、阴道与外界相通。
3. 脏腹膜和壁腹膜的差异。壁腹膜较厚，与腹、盆腔壁之间有一层疏松结缔组织，称为腹膜外组织。在腹后壁及腹前壁下部的腹膜外组织中含有较多脂肪。脏腹膜紧贴于器官表面，可视为器官的一部分。
4. 腹膜的功能。腹膜可产生少量滑液，湿润和减少器官间的摩擦。腹膜还具有吸收功能、防御功能、修复再生功能，所形成的韧带、系膜等结构还有固定和支持器官的作用。

二、腹膜与腹、盆腔器官的关系

（一）腹膜内位器官

腹膜内位器官是指全部突向腹膜腔，各面均被腹膜所覆盖的器官，如胃、十二指肠上部、空肠、回肠、盲肠、阑尾、横结肠、乙状结肠、脾、卵巢、输卵管等。

（二）腹膜间位器官

腹膜间位器官是指大部分被腹膜覆盖，仅有少部分未被腹膜覆盖的器官，如肝、胆囊、升结肠、降结肠、直肠上段、子宫、膀胱等。

（三）腹膜外位器官

腹膜外位器官是指仅一面被腹膜覆盖，其余面均不覆盖腹膜的器官，如肾、肾上腺、输尿管、胰、十二指肠降部和下部、直肠中下部等。

三、腹膜形成的网膜、系膜和韧带

（一）网膜

网膜（omentum）由双层腹膜构成，薄而透明，两层腹膜间夹有血管、神经、淋巴管及结缔组织等。

1. 小网膜（lesser omentum）是自肝门向下移行至胃小弯和十二指肠上部的双层腹膜结构。其左侧部从肝门至胃小弯，称肝胃韧带；小网膜的右侧连接肝门与十二指肠上部，称肝十二指肠韧带，其内走行着出入肝的重要管道，即右前方的胆总管、左前方的肝固有动脉和两者后方的门静脉。小网膜游离缘后方为网膜孔，通过网膜孔可进入胃后方的网膜囊。

2. 大网膜（greater omentum）是连于胃大弯和横结肠之间的双层腹膜结构，形似围裙覆盖于空肠、回肠和横结肠前方，其左缘与胃脾韧带相连续。胃前、后壁的脏腹膜自胃大弯和十二指肠上部向下延续构成了大网膜的前叶，下垂至横结肠时，不完全地贴附于横结肠的表面，这一段大网膜前叶又称为胃结肠韧带。大网膜前叶继续下垂一段后，向后反折向上则形成了大网膜的后叶，向后上连于横结肠并叠合成为横结肠的系膜。

3. 网膜囊（omental bursa）是位于小网膜和胃后方的扁窄间隙，又称小腹膜腔网。膜囊上壁为肝尾叶及膈下方的腹膜前壁，由上向下依次为小网膜、胃后壁腹膜和大网膜。前叶下壁为大网膜的前、后叶返折部后壁，由下向上依次为大网膜后叶、横结肠及其系膜以及覆盖胰、左肾、左肾上腺等处的腹膜。左侧壁为脾、胃脾韧带和脾肾韧带。网膜囊右侧借网膜孔与腹膜腔其余部分相通。网膜孔上界为肝尾叶，下界为十二指肠上部，前界为肝十二指肠韧带，后界为腹膜覆盖的下腔静脉。

（二）系膜

1. 肠系膜（mesentery）是将空肠、回肠连于腹后壁的双层腹膜结构，其附着于腹后壁的部分称为肠系膜根，长约 15 厘米，自第 2 腰椎左侧起，斜向右下跨过脊柱及其前方结构，止于右骶髂关节前方。

2. 阑尾系膜（mesoappendix）呈三角形，将阑尾连于肠系膜下方，阑尾的血管、淋巴管、神经走行于系膜的游离缘内，故阑尾切除时，应从系膜游离缘进行血管结扎。

3. 横结肠系膜（transverse mesocolon）是将横结肠系连于腹后壁的横位腹膜结构，其根部自结肠右曲起始，向左跨右肾中部、十二指肠降部、胰头等器官前方，直至结肠左曲。

4. 乙状结肠系膜（sigmoid mesocolon）是将乙状结肠固定于左下腹部的双层腹膜

结构，其根部附着于左髂窝和骨盆左后壁。

（三）韧带

1. 肝的韧带。

（1）镰状韧带（falciform ligament）是位于膈穹窿下方和肝上面之间矢状位的双层腹膜结构，位于前正中线右侧，其前部沿腹前壁上份向下连于脐，侧面观呈镰刀状，其游离缘的下缘肥厚，内含肝圆韧带。

（2）冠状韧带（coronary ligament）呈冠状位，分前、后两层，由膈下及肝上面的腹膜移行而成。前层向前与镰状韧带相延续。前、后两层间相隔较远处的肝表面未被腹膜覆盖的区域称为肝裸区。冠状韧带左、右两端处，前、后两层彼此粘和增厚形成了左、右三角韧带。

2. 脾的韧带。

（1）胃脾韧带（gastrosplenic ligament）是连于胃底和脾门之间的双层腹膜结构，向下与大网膜左侧部连续，韧带内含胃短血管和胃网膜左血管起始段及脾和胰的淋巴管、淋巴结等。

（2）脾肾韧带（splenorenal ligament）是脾门至左肾前面的双层腹膜结构，韧带内含胰尾及脾血管、淋巴管、神经丛等。

（3）膈脾韧带（phrenicosplenic ligament）是脾肾韧带向上连于膈下面的结构，由膈与脾之间的腹膜构成。

3. 胃的韧带包括肝胃韧带、胃脾韧带、胃结肠韧带和胃膈韧带等。

四、腹膜皱襞、隐窝和陷凹

1. 腹后壁的皱襞和隐窝。
2. 腹前壁的皱襞和隐窝。
3. 腹膜陷凹：主要陷凹位于盆腔内。男性在膀胱与直肠之间有直肠膀胱陷凹，凹底距肛门约7.5厘米。女性在膀胱与子宫之间有膀胱子宫陷凹，直肠与子宫之间为直肠子宫陷凹，也称Douglas腔，较深，与阴道后穹间仅隔以薄的阴道壁，凹底距肛门约3.5厘米。站立或半卧位时，男性直肠膀胱陷凹和女性直肠子宫陷凹是腹膜腔最低部位，故积液多存在于这些陷凹内。

实验部分

一、实验目的

掌握肝、胆、胰的形态、位置及肝外胆道的组成，腹膜的配布、腹膜腔的概念及腹膜形成的结构。在标本、模型和活体上确认和识别消化腺和腹膜的形态，掌握肝和胆囊底的体表投影，观察肝脏面的形态结构，识别腹膜形成的结构，掌握和观察直肠子宫陷凹和直肠膀胱陷凹。

项目 分级要求	基础要求	较高要求	高要求
肝	位置、形态（四缘、两面、三沟、四叶）	体表投影、肝圆韧带裂、静脉韧带裂、胆囊窝、腔静脉沟、肝门及意义	功能、毗邻、分叶和分段
肝外胆道系统	胆囊的位置、分部、体表投影，输胆管道的组成	墨菲征、胆囊三角及意义、螺旋襞及意义	Hartmann 囊及意义、胆汁的分泌和排出途径、肝胰壶腹、肝胰壶腹括约肌及意义
胰	位置、形态、分部、胰管	梗阻性黄疸	功能、毗邻及意义
腹膜	配布、腹膜形成的结构（网膜及网膜囊、系膜、韧带、隐窝与陷凹）及意义	腹膜与腹、盆腔器官的关系（腹膜内位器官、腹膜间位器官、腹膜外位器官）及意义	功能、腹壁皱襞和窝及意义、腹膜腔的分区和间隙（结肠上区、结肠下区）及意义

二、实验内容

1. 识别肝膈面的右叶、左叶，脏面左纵沟前部的肝圆韧带、后部的静脉韧带，右纵沟前部的胆囊窝、后部的腔静脉沟。掌握肝的位置和毗邻。

2. 识别胆囊的位置、胆囊底、胆囊体、胆囊颈、胆囊管，切开胆囊管观察螺旋襞，识别肝左管、肝右管、肝总管、胆总管、肝胰壶腹、肝胰壶括约肌。

3. 识别胰头、钩突、胰体、胰尾，切开胰腺，观察胰管，注意有无副胰管。

4. 观察尸体和模型。识别小网膜（肝胃韧带、肝十二指肠韧带）、网膜孔、大网膜、胃结肠韧带；探查网膜囊，辨认其位置和边界；识别小肠系膜，阑尾系膜，横结肠系膜，乙状结肠系膜，肝镰状韧带，冠状韧带，肝左、右三角韧带，胃脾韧带，脾肾韧带。在尸体上探查直肠膀胱陷凹、肝肾隐窝，以及女性的直肠子宫陷凹。

三、实验仪器设备及消耗材料名称/数量

肝、胆、胰标本，尸体，肝、胆、胰、腹膜模型，消化腺及腹膜挂图。

四、实验原理和方法

板图示教：肝外胆道的组成、腹膜的配布。学生参阅教材，观察尸体、模型和挂图。

五、实验步骤

教师板画腹膜，复习腹膜的配布。学生观察离体标本和模型，再在尸体上认知其位置和毗邻关系。

六、实验注意事项

在尸体上观察时，勿损伤腹膜形成的结构。观察肝脏标本时，注意辨认肝门的结构和第二肝门的位置。

七、思考题

描述胆汁排入十二指肠的路径。

实验十二　观察呼吸系统器官的形态

理论复习

呼吸系统（respiratory system）由呼吸道和肺组成。呼吸道包括鼻腔、咽、喉、气管和支气管，鼻腔、咽、喉为上呼吸道，气管和支气管为下呼吸道。

一、鼻

鼻（nose）是呼吸道的起始部分，能净化吸入的空气并调节温度和湿度，它也是嗅觉器官，还可辅助发音。鼻包括外鼻、鼻腔和鼻旁窦三部分。

（一）外鼻

外鼻是指突出于面部的部分，由骨和软骨为支架，外面覆以皮肤。上端较窄，位于两眼之间叫鼻根，下端高突的部分叫鼻尖，中央的隆起部叫鼻背，鼻尖两侧向外方膨隆的部分叫鼻翼。

（二）鼻腔

鼻腔（nasal cavity）以骨性鼻腔和软骨为基础，表面衬以黏膜和皮肤。鼻腔由鼻中隔分为左、右两腔，前方经鼻孔通外界，后方经鼻后孔通咽腔。每侧鼻腔可分为鼻前庭和固有鼻腔两个部分。

鼻前庭是指由鼻翼所围成的扩大的空间。

固有鼻腔是指鼻前庭以后的部分，后借鼻后孔通咽。每侧鼻腔有上、下、内、外四个壁。上壁较狭窄。下壁即口腔顶，由硬腭构成。内侧壁为鼻中隔，由骨性鼻中隔和鼻中隔软骨共同构成。外侧壁有三个鼻甲，由上而下依次为上鼻甲、中鼻甲和下鼻甲，各鼻甲下方的间隙分别叫上鼻道、中鼻道和下鼻道。上鼻甲的后上方的凹窝叫蝶筛隐窝。各鼻甲与鼻中隔之间的间隙叫总鼻道。中、上鼻道和蝶筛隐窝有鼻旁窦开口，下鼻道有鼻泪管开口。

固有鼻腔黏膜按其性质可分为嗅部黏膜和呼吸部黏膜。嗅部黏膜为上鼻甲以上及其相对的鼻中隔黏膜，呈淡黄色或苍白色，内含嗅细胞，能感受气味的刺激。其余部分为呼吸部黏膜。

（三）鼻旁窦

鼻旁窦有四对，由骨性鼻旁窦表面衬以黏膜构成。鼻旁窦开口于鼻腔。

上颌窦最大，位于上颌骨体内。上壁是眶下壁；下壁邻近上颌磨牙，紧邻骨质菲薄的牙根，故牙根感染常波及上颌窦；前壁在眶下孔下方处，较薄，进行上颌窦手术时即由此处凿开；内侧壁为鼻腔外侧壁，邻近中、下鼻道，在下鼻道上部骨质较薄，上颌窦穿刺即由此处刺入。上颌窦开口位置较高，所以上颌窦发炎化脓时引流不畅。额窦开口于半月裂孔前端。筛窦开口于中鼻道和上鼻道。蝶窦开口于蝶筛隐窝。

二、喉

喉（larynx）是呼吸道，也是发声器官，位于颈前部，相当于第 4～6 颈椎体范围。上方以韧带和肌肉系于舌骨，下方续于气管。前面覆以皮肤、颈筋膜和舌骨下肌群。后方与咽紧密相连，其后壁即喉咽腔前壁。两侧有颈部血管、神经和甲状腺侧叶。

喉的结构比较复杂，它是以软骨支架为基础，贴附肌肉，内面衬以黏膜构成的。软骨支架围成喉腔，向上经喉口与咽相通，向下与气管内腔相续。喉腔的中部有上、下两对自外侧壁突入腔内的黏膜皱襞，下面的一对叫声襞（声带），两侧声襞之间的窄隙叫声门裂。

三、气管和支气管

气管（trachea）和支气管（bronchi）均以软骨、肌肉、结缔组织和黏膜构成。

气管上端平第 6 颈椎体下缘与喉相连，向下至胸骨角平面分为左、右支气管为止，成人全长 10～13 厘米。分杈处叫气管杈。根据行程，气管可分为颈、胸两段，颈段较浅表。

四、肺

肺（lungs）是进行气体交换的器官，位于胸腔内纵隔的两侧，左右各一。

肺为锥形，分肺尖和肺底，三面三缘。肺尖向上经胸廓上口突入颈根部，底位于膈上面，对向肋和肋间隙的面叫肋面，朝向纵隔的面叫内侧面，该面中央的支气管、血管、淋巴管和神经出入处叫肺门，这些出入肺门的结构被结缔组织包裹在一起叫肺根。左肺由斜裂分为上、下两个肺叶，右肺除斜裂外，还有一水平裂将其分为上、中、下三个肺叶。

肺有两套血管系统：一套是循环于心和肺之间的肺动脉和肺静脉，属肺的机能性血管。一套是营养性血管，叫支气管动、静脉，发自胸主动脉，随支气管分支而分布，营养肺内支气管的壁、肺血管壁和脏胸膜。

五、胸膜

胸膜是一层光滑的浆膜，覆于肺的表面、胸腔内面。在肺表面的胸膜叫脏胸膜，在胸腔内面的胸膜叫壁胸膜。壁胸膜分四部：膈胸膜、纵隔胸膜、肋胸膜、胸膜顶。脏胸膜和壁胸膜在肺根处互相延续，形成封闭的胸膜腔。壁胸膜相互移行处形成隐窝，有肋膈隐窝、肋纵隔隐窝、膈纵隔隐窝。

六、纵隔

纵隔是左、右纵隔胸膜间的全部器官、结构的总称，通常以胸骨角平面将纵隔分为上纵隔和下纵隔。下纵隔以心包为界，分为前方的前纵隔、后方的后纵隔和中纵隔。

实验部分

一、实验目的

了解鼻的形态、结构，小儿气管、支气管的特点，肺的分段，胸膜的分部，纵隔的主要内容。掌握肺和胸膜下界的体表投影。

项目 分级要求	基础要求	较高要求	高要求
鼻	外鼻、鼻腔（鼻前庭及固有鼻腔：鼻中隔、鼻外侧壁、鼻黏膜）、鼻旁窦（额窦、上颌窦、蝶窦、筛窦）	鼻根、鼻背、鼻尖、鼻翼、鼻孔、呼吸区、嗅区、三鼻甲、三鼻道、易出血区、鼻旁窦开口	骨部和软骨部、鼻翼的意义，鼻毛、鼻阈及意义，蝶筛隐窝，呼吸区、嗅区的功能，鼻旁窦开口的意义，筛窦分组
喉	位置、构造（喉软骨：甲状软骨、杓状软骨、环状软骨、会厌软骨；喉的连接：环杓关节、环甲关节、弹性圆锥；喉肌）、喉腔（喉前庭、喉中间腔、声门下腔的意义）	喉结、上角、下角、环状软骨弓、环状软骨板及意义	会厌、声带突、肌突、声韧带、声带、环甲正中韧带及意义、环甲肌及环杓后肌功能、喉口、前庭襞、前庭裂、声襞、声门裂、喉室
气管	位置、分部（气管颈部、气管胸部）	结构、气管杈、气管隆嵴及意义	毗邻及意义、膜壁、气管切开术
主支气管	左、右主支气管	形态、走行比较	气管异物
肺	位置、形态（1尖、1底、2面、3缘、分叶、肺门）	肺根、心切迹、左肺小舌、斜裂、水平裂	婴儿肺、成人肺形态比较，肺内支气管与肺段，肺的体表投影

续表

项目 分级要求	基础要求	较高要求	高要求
胸膜	概念、分部（壁胸膜、脏胸膜、胸膜腔）、胸膜隐窝	肋胸膜、膈胸膜、纵隔胸膜、胸膜顶及意义，肋膈隐窝及意义	肺韧带、胸膜腔积液、胸膜反折线的体表投影，以及胸腺区、心包区的意义
纵隔	概念、分部（上纵隔；下纵隔：前、中、后纵隔）	三分法、四分法纵隔的内容及意义	纵隔的境界

二、实验内容

1. 识别鼻旁窦，喉的甲状软骨、环状软骨、会厌软骨、杓状软骨。辨识环杓关节、环甲关节、弹性圆锥、甲状舌骨膜。观察喉的正中矢状面标本，辨识由杓状会厌襞和杓间切迹围成的喉口，识别前庭襞、声襞、声带、前庭裂、声门裂（膜间部和软骨间部）、喉前庭、喉中间腔、喉室、声门下腔。

2. 在尸体上观察气管的位置。识别气管权、气管隆嵴。了解左、右主支气管的区别，肺的位置、形态（肺尖、肺底、膈面、肋面、内侧面、肺门、肺根、左肺心切迹、左肺小舌、斜裂、右肺水平裂）。在染色模型上辨别肺内支气管与肺段。

3. 在挂图上识别脏胸膜、壁胸膜、胸膜腔，在尸体上识别肋膈隐窝和纵隔。

三、实验仪器设备及消耗材料名称/数量

头颈正中矢状切面标本，肺标本，离体喉、气管、肺、喉支架标本，喉、纵隔模型，呼吸系统挂图。

四、实验原理和方法

板图复习胸膜的分部，示教肺段。学生参阅教材，观察标本、模型和挂图，识别呼吸系统器官的结构。

五、实验步骤

教师板画胸膜，复习胸膜的配布。学生观察离体标本和模型，再在尸体上认知其位置和毗邻关系。

六、实验注意事项

在尸体上观察时，勿损伤胸膜。观察肺时，注意辨认肺门的结构。禁止用尖锐器械

刺肺，勿用手挤压肺，以避免固定液溅入眼内。

七、思考题

描述胸膜腔及胸膜、肺的下界。

七 思考题

实验十三 观察泌尿系统器官的形态

理论复习

泌尿系统（urinary system）由肾、输尿管、膀胱和尿道组成。

一、肾

肾（kidney）是实质性器官，左右各一，位于腹后壁脊柱两侧，上端平第 11~12 胸椎体，下端平第 3 腰椎，后面贴腹后壁肌，前面被腹膜覆盖。

肾呈蚕豆形，分上、下端，内、外缘，前、后面。内侧缘中部有血管、淋巴管、神经和肾盂出入，称肾门。出入肾门的结构合称肾蒂。由肾门向肾内续于肾窦。窦内有肾动脉、肾静脉、肾小盏、肾大盏。肾小盏呈漏斗状，紧紧包绕着肾乳头，一个肾小盏包绕着 1 个或 2 个肾乳头，每 2~3 个小盏集合成肾大盏，2~3 个大盏最后合并形成漏斗形的肾盂，出肾门后续于输尿管。

肾的冠状剖面上，可见肾实质分为皮质和髓质两个部分。肾髓质位于深部，色淡，呈锥体形，叫肾锥体。锥体的尖端钝圆，叫肾乳头。

肾表有三层被膜，由外向内分别为肾筋膜、脂肪囊、纤维囊。

二、输尿管

输尿管（ureter）长约 30 厘米，自肾盂起始后，首先沿腹后壁下行，再沿盆腔侧壁至盆底向内下斜穿膀胱壁，开口于膀胱。输尿管分为输尿管腹部、输尿管盆部、输尿管壁内部。输尿管有三个狭窄，即起始部、与髂血管交叉处、壁内段。输尿管有三个交叉，即与生殖腺血管交叉、与髂外血管交叉、与子宫动脉（输精管）交叉。

三、膀胱

膀胱（urinary bladder）上连输尿管，下接尿道，位于小骨盆腔内，前为耻骨联合，后方在男性有精囊腺、输精管和直肠，在女性有子宫和阴道。

膀胱空虚时呈锥形，分膀胱尖、膀胱底、膀胱体、膀胱颈。在膀胱底内面有膀胱三角。膀胱三角的三顶角分别是尿道内口和左、右输尿管口。在左、右输尿管口之间有输尿管间襞。

四、尿道

尿道（urethra）是排尿管道的最后一段，由膀胱下口（尿道内口）开始，末端直接开口于体表。男、女尿道有很大不同。男性尿道（male urethra）细、长、曲，女性尿道（female urethra）短、阔、直。

实验部分

一、实验目的

掌握泌尿系统的组成。掌握肾的形态、位置、被膜、体表投影和肾冠状切面上的结构（肾窦、肾盏、肾盂）。掌握输尿管的分部和狭窄。掌握膀胱的形态、结构、分部，以及膀胱三角的位置和黏膜特点。掌握女性尿道的形态、位置和开口部位。

项目 分级要求	基础要求	较高要求	高要求
肾	形态（两端、两面、两缘）、肾门、位置、肾的结构（肾皮质、肾髓质）	肾蒂、肾窦、肾的被膜（内、中、外膜）及意义	肾区、毗邻关系、肾动脉与肾段及意义
输尿管	位置、走形、生理狭窄（上、中、下狭窄）及意义	分段（腹部、盆部、壁内部）及意义	输尿管与输精管、子宫动脉的位置关系
膀胱	形态、分部、位置、毗邻、膀胱壁的结构及意义	输尿管间襞及意义	膀胱穿刺、膀胱手术路径
尿道	男性尿道功能、女性尿道功能以及形态、位置和开口部位	女性尿道起止、毗邻	女性尿道逆行感染

二、实验内容

1. 识别肾的位置、肾门、肾蒂、肾窦、肾的毗邻。观察肾的剖面标本，识别肾柱、肾锥体、肾乳头、肾小盏、肾大盏、肾盂。观察挂图，识别肾的纤维囊、脂肪囊和肾筋膜。

2. 观察尸体，识别输尿管的位置和形态，膀胱的位置及膀胱尖、膀胱底、膀胱体、膀胱颈、尿道内口。切开膀胱，识别膀胱三角和输尿管间嵴。

三、实验仪器设备及消耗材料名称/数量

泌尿、生殖系统原位器官的标本，肾冠状剖面，男性泌尿生殖串联标本，显示膀胱三角的标本，女性完整骨盆，男、女性盆腔矢状切面标本，泌尿生殖模型，泌尿系统挂图。

四、实验原理和方法

学生参阅教材，观察标本、模型和挂图，识别泌尿系统器官的结构。

五、实验步骤

简要复习泌尿系统的组成及肾的剖面结构。学生观察离体标本和模型，再在尸体上认知其位置、毗邻关系和重要结构。

六、实验注意事项

在尸体上观察时，勿损伤输尿管。注意辨认膀胱三角。禁止用尖锐器械刺肾，动作轻，避免扯断离体标本的输尿管。

七、思考题

描述尿液从肾小盏排出的路径。

实验十四　观察男性生殖系统器官的形态

理论复习

男性生殖系统（male genital system）包括内生殖器和外生殖器两个部分。内生殖器包括生殖腺（睾丸）、输送管道（附睾、输精管、射精管和部分尿道）和附属腺体（精囊腺、前列腺、尿道球腺）。外生殖器包括阴囊和阴茎。

一、生殖腺（睾丸）

睾丸（testis）位于阴囊内，左右各一，为扁椭圆体，分上、下端，内、外面，前、后缘。表面包被致密结缔组织，叫白膜。在睾丸后缘，白膜增厚并突入睾丸实质内，形成放射状的小隔，把睾丸实质分隔成许多锥体形的睾丸小叶，每个小叶内含2～3条曲细精管。曲细精管之间的结缔组织内有间质细胞，可分泌男性激素。曲细精管在睾丸小叶的尖端处汇合成直细精管再互相交织成网，最后在睾丸后缘发出十多条输出小管进入附睾。

二、附睾、输精管、射精管和精索

（一）附睾（epididymis）
附睾紧贴睾丸的上端和后缘，可分为头、体、尾三部。头部由输出小管组成，输出小管的末端连接一条附睾管。附睾管长4～5米，构成体部和尾部。

（二）输精管（ductus deferens）
输精管长约40厘米，呈紧硬圆索状。输精管行程较长，从阴囊到外部皮下，再通过腹股沟管入腹腔和盆腔，在膀胱底的后面、精囊腺的内侧膨大形成输精管壶腹，其末端变细，与精囊腺的排泄管汇合成射精管。

（三）射精管（ejaculatory duct）
射精管长约2厘米，穿通前列腺实质，开口于尿道前列腺部。

（四）精索（spermatic cord）

精索是一对扁圆形索条，由睾丸上端延至腹股沟管内口，由输精管、睾丸动脉、蔓状静脉丛、神经丛、淋巴管等外包三层筋膜构成。

三、附属腺体

（一）精囊腺（seminal vesicle gland）

精囊腺为扁椭圆形囊状器官，位于膀胱底之后，输精管壶腹的外侧，其排泄管与输精管末端汇合成射精管。

（二）前列腺（prostate gland）

前列腺呈栗子形，位于膀胱底和尿生殖膈之间，分底、体、尖。体后面有一纵生浅沟为前列腺沟，内部有尿道穿过。

（三）尿道球腺（bulbourethral gland）

尿道球腺埋藏在尿生殖膈内，豌豆形，开口于尿道海绵体部的起始部。

四、外生殖器

（一）阴囊（scrotum）

阴囊是由皮肤构成的囊。皮下组织内含有大量的平滑肌纤维，叫肉膜，肉膜在正中线上形成阴囊中隔，将两侧睾丸和附睾隔开。

（二）阴茎（penis）

阴茎可分为阴茎头、阴茎体和阴茎根三部分。阴茎头为阴茎前端的膨大部分，尖端生有尿道外口，头后稍细的部分叫阴茎颈。

阴茎有两个阴茎海绵体和一个尿道海绵体，外面包以筋膜和皮肤而构成。尿道海绵体有尿道贯穿其全长，前端膨大形成阴茎头，后端膨大形成尿道球。

五、男性尿道

男性尿道（male urethra）既是排尿路又是排精管道，起于尿道内口，止于阴茎头尖端的尿道外口，成人长约18厘米，全程可分为三部：前列腺部（穿过前列腺的部分）、膜部（穿过尿生殖膈的部分，长约1.2厘米）和海绵体部（穿过尿道海绵体的部分），临床上将前列腺部和膜部全称为后尿道，海绵体部称为前尿道。男性尿道全程有三处狭窄和两个弯曲。三处狭窄是尿道内口、膜部和尿道外口。两个弯曲分别位于耻骨联合下方和耻骨联合前下方。

实验部分

一、实验目的

了解男性生殖器输送管道及附属腺体的位置、形态特征以及外生殖器的形态构造。掌握睾丸、前列腺的形态和位置。

项目 分级要求	基础要求	较高要求	高要求
睾丸	位置、形态（两端、两面、两缘）以及睾丸门	睾丸剖面结构	睾丸功能
输精管道	位置、走行、特点	分段（睾丸部、精索部、腹股沟管部、盆部）	男性结扎部位
附属腺	形态、位置	毗邻、功能	前列腺的分叶
外生殖器	阴囊位置、特点阴茎外形	男性尿道	阴茎结构

二、实验内容

1. 识别睾丸的位置，观察切开的睾丸切面，识别白膜、睾丸纵隔、睾丸小叶、精曲小管、精直小管、睾丸输出小管。观察局解标本，识别附睾、输精管、射精管和精索，识别前列腺的位置和形态。

2. 观察局解标本，辨识阴囊缝、肉膜、阴囊中隔、睾丸鞘膜、阴茎海绵体、尿道海绵体、阴茎包皮、包皮系带。观察男性盆部正中矢状切面标本，确认男性尿道的前列腺部（尿道嵴、精阜）、膜部和海绵体部（尿道球部、舟状窝）及耻骨下弯和耻骨前弯。

三、实验仪器设备及消耗材料名称/数量

泌尿、生殖系统原位器官的标本，男性泌尿生殖串联标本，生殖系统模型、挂图。

四、实验原理和方法

学生参阅教材，观察标本、模型和挂图，识别男性生殖系统器官的结构。

五、实验步骤

简要复习男性生殖系统的组成及睾丸的剖面结构。学生观察离体标本和模型，再在

尸体上认知其位置、毗邻关系和重要结构。

六、实验注意事项

在尸体上观察时，勿损伤输精管和输尿管。注意辨认睾丸的结构。禁止用尖锐器械刺器官，动作要轻，避免扯断离体标本的输尿管和输精管。

七、思考题

描述精子排出体外的路径。

实验十五　观察女性生殖系统器官的形态

理论复习

女性生殖系统（female genital system）包括内生殖器和外生殖器两个部分。

内生殖器由生殖腺（卵巢）、输送管道（输卵管、子宫、阴道）和附属腺体（前庭大腺）组成。外生殖器包括阴阜、大阴唇、小阴唇、阴蒂、阴道前庭、前庭球等。

一、生殖腺（卵巢）（ovary）

卵巢位于骨盆侧壁的卵巢窝内，呈扁椭圆形，分上、下端，前、后缘，内、外面，前缘有血管、神经出入，称卵巢门。卵巢上、下端分别有卵巢悬韧带和卵巢固有韧带。

卵巢是实质性器官，浅层为皮质，深层为髓质。皮质内藏有胚胎时期已生成的原始卵泡。

二、输卵管（uterine tube）

输卵管是一对弯曲的肌性管，长 10～12 厘米，内端连接子宫，外端开口于腹膜腔。其由内向外分四部，子宫部最细，输卵管峡短而狭窄，输卵管壶腹粗而长，输卵管漏斗为末端膨大部分。

三、子宫（uterus）

子宫呈倒置梨形，前后略扁，可分为底、体、颈三部。上端向上隆凸的部分叫子宫底，下部变细的部分叫子宫颈，底与颈之间的部分叫子宫体。底、体内的腔叫子宫腔。子宫颈的内腔叫子宫颈管。上口叫子宫内口，通子宫腔；下口叫子宫外口，通阴道。

子宫壁由黏膜、肌膜和浆膜三层构成。子宫黏膜也叫子宫内膜，

子宫位于小骨盆腔中央，在膀胱和直肠之间，下端接阴道，两侧有输卵管和卵巢。成年女子子宫的正常位置呈轻度前倾屈位。

子宫的固定装置即子宫的韧带，有子宫阔韧带、子宫圆韧带、子宫主韧带和骶子宫

韧带。

子宫阔韧带分三部分：输卵管系膜、卵巢系膜、子宫系膜。

四、阴道（vagina）

阴道是一前后压扁的肌性管道。上端连接子宫颈，二者间形成阴道穹，可分前部、后部和侧部。下部穿过尿生殖膈，开口于阴道前庭。处女的阴道口周围有处女膜附着。

五、外生殖器

女性外生殖器包括阴阜、大阴唇、小阴唇、阴蒂、阴道前庭、前庭球等结构。

六、女性乳房

（一）位置

乳房位于胸前部，胸大肌和胸肌筋膜浅面上界平第 2~3 肋，下界平第 6~7 肋，内侧界至胸骨旁线，外侧界达腋中线，乳头平第 4 肋间隙或第 5 肋。

（二）形态

成年女性未产妇呈半球形，中央有乳头，其顶端有输乳管的开口，乳头周围有乳晕。

（三）结构

乳房由皮肤、纤维组织、脂肪组织和乳腺构成。每个乳房有 10~20 个乳腺叶，每个腺叶有一条输乳管开口于乳头。输乳管在近乳头处膨大，称输乳管窦。乳腺叶和输乳管以乳头为中心呈放射状排列，乳房皮肤与乳腺深面胸筋膜之间连有许多结缔组织小束，称乳房悬韧带或 Cooper 韧带，对乳房起支持作用。患乳腺癌时悬韧带受侵犯而缩短，牵拉表面皮肤产生凹陷，呈"橘皮样变"。

实验部分

一、实验目的

了解女性生殖器输送管道及附属腺体的位置、形态特征，外生殖器的形态、构造。掌握卵巢、输卵管、子宫的形态和位置。

项目 分级要求	基础要求	较高要求	高要求
卵巢	位置	形态（上下两端、前后两缘、内外两面）、卵巢门	卵巢毗邻及固定结构
输卵管	位置、走行	分段及意义、两口	输卵管系膜
子宫	形态、分部、位置	子宫内腔	毗邻及韧带
阴道	位置	阴道穹、阴道口与女尿道开口的位置关系	毗邻
乳房	位置	结构	淋巴回流
会阴	位置	分区	结构

二、实验内容

1. 识别卵巢的位置、卵巢悬韧带、卵巢固有韧带、输卵管漏斗、输卵管壶腹、输卵管峡、输卵管子宫部。

2. 识别子宫的位置、子宫底、子宫体、子宫峡、子宫颈阴道部、子宫颈阴道上部、子宫颈管、子宫口、子宫阔韧带（卵巢系膜、输卵管系膜、子宫系膜）、子宫圆韧带、子宫主韧带、骶子宫韧带、阴道穹及阴道口与女尿道的位置关系。

3. 辨识阴阜、大阴唇、女阴裂、唇前联合、唇后联合、小阴唇、阴蒂包皮、阴蒂系带、阴唇系带、阴蒂、前庭球、前庭大腺。

4. 识别女性乳房；盆膈肌：肛提肌、尾骨肌；会阴肌：会阴浅横肌、球海绵体肌、坐骨海绵体肌、会阴深横肌、尿道括约肌、肛门外括约肌。

三、实验仪器设备及消耗材料名称/数量

女性生殖系统原位器官的标本、女性生殖系统模型及挂图。

四、实验原理和方法

学生参阅教材，观察标本、模型和挂图，识别女性生殖系统器官的结构。

五、实验步骤

简要复习女性生殖系统的组成及卵巢的剖面结构。学生观察离体标本和模型，再在尸体上认知其位置、毗邻关系和重要结构。

六、实验注意事项

在尸体上观察时，勿损伤输卵管。注意辨认子宫的结构。禁止用尖锐器械刺器官，动作要轻，避免扯断离体标本的神经、血管。

七、思考题

根据所学解剖知识回答避孕的方法及原理。

实验十六　观察心的形态

理论复习

【心血管总论】

一、脉管系统总论

脉管系统是体内封闭式循环管道系统。脉管系统包括心血管系统和淋巴系统。

（一）脉管系统的组成：心血管系统和淋巴系统

心血管系统：心、动脉、静脉、毛细血管。

淋巴系统：淋巴管、淋巴器官、淋巴组织。

（二）脉管系统的功能

脉管系统的功能是物质运输（消化吸收的营养物质、氧气、二氧化碳以及激素等）。

二、心血管系统的基本结构

（一）心

心是由心肌组成的动力器官，有四个心腔（左、右心房，左、右心室），内有单向开放的瓣膜，保证血液在其中进行单向性流动。

（二）动脉

动脉指把血液从心脏运输到外周器官的管道。

形态特点：其口径逐渐变细，分大、中、小三种动脉。管壁内有丰富的弹力纤维和平滑肌。其结构与功能密切相关（血液的连续流动、血压的形成）。

（三）静脉

静脉指引导血液从外周流向心脏的管道，逐级汇合，口径逐渐变粗，注入心房。管壁较薄，弹力纤维和平滑肌不发达。

（四）毛细血管

毛细血管指介于动脉和静脉末梢之间的管道，几乎分布于全身所有器官。管径细小，管壁薄，仅有一层内皮细胞。血液在其中流动缓慢，有利于物质的交换。

（五）血管的吻合

血管的吻合包括动脉间吻合、静脉间吻合、动静脉间吻合、侧枝吻合等。

三、血液的流动

血液在密闭的环状管道内连续流动，包括两个循环。

1. 体循环：心脏（左心室）→主动脉→毛细血管→静脉→心脏（右心房）。

特点：路程长，把营养物质和氧气输送至全身各处。

2. 肺循环：心脏（右心室）→肺动脉→肺→肺静脉→心脏（左心房）。

特点：路程短，把静脉血转变为含氧量多的动脉血。

【心　脏】

一、心脏的位置和外形

（一）位置

心脏（heart）位于胸腔的中纵隔内，第 2~6 肋软骨或第 5~8 胸椎之间，2/3 偏在身体正中线的左侧。

（二）外形

心脏呈前后稍扁的圆锥体，分心尖、心底、二个面、三个缘、三个沟。

心尖朝向左前下，心底朝向右后上，是大血管出入的部位，有上腔静脉、肺动脉、主动脉和肺静脉。在心底附近有环形的冠状沟，分隔上方的心房和下方的心室。心有两个面：胸肋面和膈面。两面各有一条纵沟，分别叫作前室间沟和后室间沟，是左、右心室表面分界线。心有三个缘：右缘、左缘和下缘。右缘主要由右心房构成，左缘主要由左心房和左心室构成，下缘主要由右心室构成。

二、心腔

心腔被心中隔分为左、右两半。每半心在冠状沟外各有一个房室口，将心脏分为后上方的心房和前下方的心室。因此心脏被分为右心房、右心室、左心房和左心室。分隔左、右心房的叫房间隔，分隔左、右心室的叫室间隔。

1. 右心房：分固有心房、腔静脉窦，二者以界沟或界嵴为界。

固有心房有梳状肌、右心耳。

腔静脉窦内有 3 个开口：上腔静脉口、下腔静脉口、冠状窦口。

2. 右心室：以室上嵴为界分为流入道和流出道。

流入道（窦部）有右房室口、三尖瓣、乳头肌、腱索、隔缘肉柱。

流出道（漏斗部、肺动脉圆锥）有肺动脉口、肺动脉瓣。

3. 左心房有肺静脉的 4 个开口。

4. 左心室分流入道和流出道。

流入道（窦部）有左房室口、二尖瓣、乳头肌、腱索。

流出道（主动脉前庭）有主动脉口、主动脉瓣。

心脏内血液单向性流动的机制：瓣膜复合体、动脉瓣。

三、心的构造

1. 心纤维骨骼是心的支架，有右纤维三角、右纤维三角、圆锥韧带、瓣膜间隔。

2. 心壁由心内膜、心肌层、心外膜组成。

3. 房间隔和室间隔。房间隔有卵圆窝，室间隔分肌部和膜部，膜部又分房室部和室间部。

四、心传导系统

心传导系统有窦房结、房室结、房室束、右束支、左束支、浦肯野纤维网。

五、心血管

1. 动脉有左、右冠状动脉。

右冠状动脉：动脉圆锥支、右缘支、窦房结支、房室结支、后室间支。

左冠状动脉：前室间支、旋支（左缘支）。

2. 静脉有心最小静脉、心前静脉、冠状窦及其属支，即心大静脉、心中静脉、心小静脉。

六、心包

心包分两层，外层称纤维性心包，内层称浆膜性心包。浆膜性心包分壁层和脏层，脏、壁两层相移行形成心包腔，内含少量滑液。

七、心的体表投影

1. 左上点：左侧第 2 肋软骨下缘，距胸骨左缘约 1.2 厘米。
2. 右上点：右侧第 3 肋软骨上缘，距胸骨右缘约 1.0 厘米。
3. 左下点：左侧第 5 肋间隙，锁骨中线内侧 1~2 厘米。
4. 右下点：右侧第 6 胸肋关节处。

实验部分

一、实验目的

在标本、模型上确认心的形态和名称。识别心包，左、右冠状动脉和各心腔内的结构。掌握出入心的大血管，心包前下窦，左、右冠状动脉的分支与营养范围，各瓣膜的形态和位置，卵圆窝、室间隔膜位置。掌握心传导系统的组成和位置。

项目 分级要求	基础要求	较高要求	高要求
心血管 系统概述	心血管系统组成	血液循环途径	—
心的位置和外形	心的位置	心底、心尖、胸肋面、膈面，以及右缘、左缘、下缘，冠状沟，前、后室间沟	—
心的各腔	识别心的四个腔	右心房：右心耳，梳状肌，上、下腔静脉口，下腔静脉瓣，冠状窦口，卵圆窝；右心室：室上嵴、右房室口、纤维环、右房室瓣（前尖瓣、后尖瓣、隔侧尖瓣）、肉柱、腱索、乳头肌、隔缘肉柱、动脉圆锥、肺动脉瓣、半月瓣小结；左心房：左心耳、肺静脉口、左房室口；左心室：左房室瓣（前尖瓣、后尖瓣）、主动脉口、主动脉瓣	动脉导管，右心室流入道、流出道，左心室流入道、流出道
心壁	心内膜、心肌、心外膜	普通心肌、特殊心肌，房间隔、室间隔	房间隔室部、房间隔肌部
心传导系统	窦房结	窦房结、房室结、房室束	左、右束支，浦肯野纤维
心的血管	左、右冠状动脉，冠状窦	左、右冠状动脉分支，以及心大静脉、心中静脉、心小静脉	左、右冠状动脉分支供血范围

项目 分级要求	基础要求	较高要求	高要求
心包	纤维性心包、浆膜性心包	心包腔	心包斜窦、心包横窦、心包前下窦
心的体表投影	—	心胸前壁的体表投影	心瓣膜的体表投影

二、实验内容

1. 识别心的位置和形态：心底、心尖、胸肋面、膈面，以及右缘、左缘、下缘，冠状沟，前、后室间沟。

2. 识别心内各腔。右心房：右心耳，梳状肌，上、下腔静脉口，下腔静脉瓣，冠状窦口，卵圆窝；右心室：室上嵴、右房室口、纤维环、右房室瓣（前尖瓣、后尖瓣、隔侧尖瓣）、肉柱、腱索、乳头肌、隔缘肉柱、动脉圆锥、肺动脉瓣、半月瓣小结；左心房：左心耳、肺静脉口、左房室口；左心室：左房室瓣（前尖瓣、后尖瓣）、主动脉口、主动脉瓣。

3. 确认右冠状动脉，后室间支，左冠状动脉，旋支，前室间支，冠状窦，心大、中、小静脉。观察尸体标本，识别纤维性心包、浆膜性心包、心包横窦、心包斜窦，

三、实验仪器设备及消耗材料名称/数量

心外形标本、心内腔结构标本、心模型、尸体、心挂图。

四、实验原理和方法

学生参阅教材，观察标本、模型和挂图，通过对心的标本、模型、挂图的观察，在自己身上扣出心的体表投影。

五、实验步骤

简要复习心血管系统总论和心的形态结构。示教：利用模型和挂图演示体、肺循环的途径，心的传导系统，心的体表投影。学生观察离体标本和模型，再在尸体上认知其位置、毗邻关系和重要结构。

六、实验注意事项

在尸体上观察时，勿损伤与心相连的结构。注意辨认心的内腔结构。禁止用尖锐器

械刺器官，动作要轻，避免扯断离体心的冠状动脉。

七、思考题

简述左、右冠状动脉的分支分布范围。

实验十七　观察头部、颈部、上肢和胸部的动脉形态

理论复习

一、肺循环动脉

肺动脉（pulmonary artery）起于右心室，在主动脉之前向左上后方斜行，在主动脉弓下方分为左、右肺动脉，经肺门入肺。主要结构有肺动脉干、左肺动脉、右肺动脉、动脉韧带。

二、体循环动脉

（一）主动脉

主动脉（aorta）分三段，即升主动脉、主动脉弓和降主动脉。降主动脉又可分为胸主动脉和腹主动脉。升主动脉起自左心室，在起始部发出左、右冠状动脉，营养心脏壁。主动脉弓是升主动脉的直接延续，在右侧第2胸肋关节后方，呈弓形向左后方弯曲，到第4胸椎椎体的左侧移行为胸主动脉。在主动脉弓的凸侧，自由向左发出头臂干、左侧颈总动脉和左侧锁骨下动脉。胸主动脉是主动脉弓的直接延续，沿脊柱前方下降，穿过膈肌主动脉裂孔移行为腹主动脉。腹主动脉是胸主动脉的延续，沿脊柱前方下降，至第4腰椎平面分为左、右髂总动脉而终。

（二）头颈部的动脉

左侧颈总动脉直接发自主动脉弓，右侧起于头臂干，在甲状软骨上缘平面分为颈内动脉和颈外动脉。颈内动脉经颅底的颈动脉管入颅，分布于脑和视器。颈外动脉上行至下颌颈处分为颞浅动脉和上颌动脉两个终支。主要分支有甲状腺上动脉、舌动脉和面动脉等。

（三）上肢的动脉

上肢动脉的主干是锁骨下动脉。左锁骨下动脉直接起于主动脉弓，右锁骨下动脉起于头臂干，在第1肋外缘续于腋动脉。其主要分支有椎动脉、甲状颈干、胸廓内动脉。

　　腋动脉为锁骨下动脉的延续，至背阔肌下缘，移行于肱动脉。腋动脉分三段：第一段有胸上动脉，第二段有胸肩峰动脉和胸外侧动脉，第三段有旋肱前后动脉和肩胛下动脉。

　　肱动脉至肘关节前面，分为桡动脉和尺动脉。桡动脉和尺动脉分别沿前臂的桡侧和尺侧下降。至手掌，两动脉的末端和分支在手掌吻合，形成双层的动脉弓，即掌浅弓和掌深弓。

　　主动脉分支如下。

　　升动脉分支：左冠状动脉、右冠状动脉至心。

　　主动脉弓分支：凸侧由右向左分别为头臂干、左颈总动脉、左锁骨下动脉；凹侧发出细小分支，有气管支、支气管支。

　　感受器：压力感受器、主动脉小球。

　　（四）胸部的动脉

　　胸部的动脉主要起源于主动脉。其分支有壁支和脏支两类。

　　壁支主要是肋间动脉，共 9 对，行于第 3 至 11 肋间隙内；肋下动脉沿第 12 肋下缘行走。脏支供给胸腔器官，如支气管和肺、食管和心包等。

三、头颈部的动脉分支

　　颈总动脉：仔细触摸搏动点，分颈内动脉、外动脉。

　　（一）颈内动脉

　　颈内动脉起自颈总动脉，自颈部向上至颅底，经颈动脉管外口入颅，分为颅外段和颅内段。

　　（二）颈外动脉

　　颈外动脉：甲状腺上动脉、舌动脉、面动脉（找到止血点）、枕动脉、耳后动脉、咽升动脉、颞浅动脉（触摸搏动点）、上颌动脉（脑膜中动脉，观察翼点）。

四、锁骨下动脉分支

　　锁骨下动脉分支：椎动脉、胸廓内动脉（腹壁上动脉）、甲状颈干。

五、上肢的动脉分支

　　（一）腋动脉分支

　　1. 胸肩峰动脉：分布于胸大肌、胸小肌、三角肌、肩关节、

　　2. 胸外侧动脉：分布于胸大肌、胸小肌、前锯肌、乳房。

　　3. 肩胛下动脉：胸背动脉分布于背阔肌、前锯肌，旋肩胛动脉分布于穿三边孔至冈下窝诸肌。

　　4. 旋肱后动脉：穿过四边孔，绕肱骨外科颈至肩关节及附近诸肌。

　　5. 旋肱前动脉：绕肱骨外科颈前面。

（二）肱动脉

1. 肱深动脉。

2. 尺侧上、下副动脉：参与肘关节网的组成。

（三）桡动脉分支

桡动脉分支：终支、掌浅支、拇主要动脉。

（四）尺动脉

尺动脉：骨间总动脉（骨间前、骨间后动脉）、终支、掌深支。

（五）掌浅弓和掌深弓

掌浅弓由尺动脉末端与桡动脉掌浅支吻合而成。掌深弓位于诸指肌腱的深面，由桡动脉的末端与尺动脉的掌深支吻合而成。

六、胸主动脉分支

（一）壁支

壁支：肋间后动脉、膈上动脉、肋下动脉。

（二）脏支

脏支：支气管支、食管支、心包支。

实验部分

一、实验目的

在标本上确认、识别头部、颈部、上肢和胸部的动脉形态和名称。掌握颞浅动脉、面动脉、颈总动脉、锁骨下动脉、肱动脉、桡动脉、掌浅深弓、肋间动脉的位置。掌握的常用压迫止血点。

项目 分级要求	基础要求	较高要求	高要求
主动脉	升主动脉、主动脉弓及其分支、胸主动脉、腹主动脉的起止	升主动脉、主动脉弓及其分支、胸主动脉、腹主动脉的位置、走行	升主动脉、主动脉弓及其分支、胸主动脉、腹主动脉的配布
头颈部动脉	颈总动脉、颈内动脉、颈外动脉的起止、位置、走行	甲状腺上动脉、舌动脉、面动脉、颞浅动脉、上颌动脉的位置、走行、分布	眶下动脉、脑膜中动脉、下牙槽动脉、枕动脉的位置、走行、分布

续表

项目 分级要求	基础要求	较高要求	高要求
锁骨下动脉	锁骨下动脉、腋动脉、肱动脉、桡动脉、尺动脉的位置	锁骨下动脉分支、腋动脉分支、肱动脉分支、桡动脉分支、尺动脉分支的走行、位置	锁骨下动脉分支、腋动脉分支、肱动脉分支、桡动脉分支、尺动脉分支、掌浅弓、掌深弓的配布
胸主动脉	脏支、壁支	脏支：支气管支、食管支、心包支；壁支：肋间后动脉、肋下动脉	支气管支、食管支、心包支的营养范围，肋间后动脉、肋下动脉的营养范围
常用的压迫止血部位	体表常用的压迫止血部位	—	—

二、实验内容

1. 识别升主动脉、主动脉弓及其分支：头臂干、右颈总动脉、右锁骨下动脉；降主动脉：胸主动脉、腹主动脉。

2. 辨认头颈部的动脉。颈总动脉、颈外动脉及其分支：甲状腺上动脉、舌动脉、面动脉、颞浅动脉、上颌动脉、眶下动脉、脑膜中动脉、下牙槽动脉、枕动脉、颈内动脉。

3. 辨认锁骨下动脉：椎动脉、胸廓内动脉、肌膈动脉、腹壁上动脉、甲状颈干。

4. 识别腋动脉：胸肩峰动脉、胸外侧动脉、肩胛下动脉、旋肱后动脉；肱动脉；肱深动脉；桡动脉：拇主要动脉指掌侧固有动脉、掌浅支；尺动脉：骨间总动脉（骨间前动脉和骨间后动脉）、掌深支；掌浅弓和掌深弓。

5. 识别胸部的动脉。脏支：支气管支、食管支、心包支；壁支：肋间后动脉、肋下动脉。

三、实验仪器设备及消耗材料名称/数量

血管灌注尸体、挂图。

四、实验原理和方法

通过对头部、颈部、上肢和胸部的动脉标本、挂图的观察，学生在自己身上触摸动脉搏动。

五、实验步骤

简要复习动脉。示教：掌浅弓、掌深弓。学生观察尸体和挂图，认知动脉位置、毗

邻关系和重要结构。

六、实验注意事项

在尸体上观察时，勿用力牵拉血管。

七、思考题

头颈和上肢的动脉止血点在何处？

实验十八　腹部的动脉、盆部和下肢的动脉

理论复习

一、腹部的动脉

腹部的动脉主要发自腹主动脉，也分壁支和脏支两类。

壁支分布于腹后壁和膈肌。

脏支分为成对脏支和不成对脏支。成对的有肾上腺中动脉、肾动脉和生殖腺动脉（男性的睾丸动脉或女性的卵巢动脉）。不成对的有腹腔干、肠系膜上动脉、肠系膜下动脉。

二、盆部的动脉

腹主动脉在第 4 腰椎体的左前方分为左、右髂总动脉。髂总动脉行至骶髂关节处又分为髂内动脉和髂外动脉。

髂内动脉是盆部动脉的主干，沿小骨盆后外侧壁走行，有壁支和脏支之分。

三、髂外动脉和下肢的动脉

髂外动脉是指自起始部至腹股沟韧带的一段动脉。

股动脉在腹股沟韧带中点深面续髂外动脉，在腘窝移行为腘动脉。

动脉在腘窝深部下行，在膝关节下方分为胫后动脉和胫前动脉。胫后动脉沿小腿后部深层下行，经内踝后方至足底，分为足底内侧动脉和足底外侧动脉。胫前动脉起始后经胫腓骨之间穿行向前，至小腿前部下行，越过踝关节前面至足背，移行为足背动脉。

四、腹主动脉分支

（一）壁支

壁支：膈下动脉、腰动脉、骶正中动脉。

（二）脏支

1. 成对脏支：肾上腺中动脉、肾动脉、睾丸动脉、卵巢动脉。
2. 不成对脏支。
（1）腹腔干。
1）胃左动脉。
2）肝总动脉。肝固有动脉：胃右动脉、肝右支（胆囊动脉）、肝左支。胃十二指肠动脉：胃网膜右动脉。
3）脾动脉：胃短动脉、胃网膜左动脉、胃后动脉、胰支、脾支。
（2）肠系膜上动脉：胰十二指肠下动脉、空肠动脉、回肠动脉、回结肠动脉、右结肠动脉、中结肠动脉。
（3）肠系膜下动脉：左结肠动脉、乙状结肠动脉、直肠上动脉。

五、髂总动脉

（一）髂内动脉

1. 壁支。
（1）髂腰动脉：至髂肌、腰大肌。
（2）骶外侧动脉：至盆后壁。
（3）臀上动脉（superior gluteal artery）：至臀中肌、小肌。
（4）臀下动脉（inferior gluteal artery）：至臀大肌。
（5）闭孔动脉（obturator artery）：至大腿内收肌群。
2. 脏支
（1）脐动脉：远端闭锁，近端发出膀胱上动脉。
（2）子宫动脉（子宫阔韧带内，经输尿管前上方）。
（3）阴部内动脉：肛门动脉、会阴动脉、阴茎/蒂动脉。
（4）膀胱下动脉。
（5）直肠下动脉。

（二）髂外动脉

1. 腹壁下动脉：入腹直肌鞘与腹壁上动脉吻合。
2. 旋髂深动脉：至髂嵴及附近肌。

（三）股动脉

1. 股深动脉：旋股内侧动脉、旋股外侧动脉、穿动脉（3支）。

2. 腹壁浅动脉。

3. 旋髂浅动脉。

4. 阴部外动脉。

（四）腘动脉

腘动脉：胫前动脉、胫后动脉。

胫后动脉：腓动脉、足底外侧动脉、足底内侧动脉。

胫前动脉：向下移行为足背动脉。

实验部分

一、实验目的

掌握腹主动脉、髂内动脉和髂外动脉的起止、行程及其分支分布。在标本和活体上确认、识别腹部、腹腔、盆部、会阴和下肢动脉的形态和名称。掌握腹腔干、肠系膜上动脉、肠细膜下动脉、股动脉、腘动脉、足背动脉的位置和行程，下肢动脉压迫止血点。

项目 分级要求	基础要求	较高要求	高要求
腹主动脉	腹主动脉的位置	腹主动脉的走行、分支	腹主动脉的分布范围
髂内动脉	髂内动脉的位置	髂内动脉的走行、分支	髂内动脉的分布范围
髂外动脉	髂外动脉的位置	髂外动脉的走行、分支	髂外动脉的分布范围
常用的压迫止血点	体表常用的压迫止血点的位置	—	—

二、实验内容

1. 确认腹主动脉。不成对的脏支：腹腔干（胃左动脉、肝总动脉、脾动脉、肠系膜上动脉（胰十二指肠下动脉、空肠动脉、回肠动脉、回结肠动脉、右结肠动脉、中结肠动脉）、肠系膜下动脉（左结肠动脉、乙状结肠动脉、直肠上动脉）。

2. 识别腹主动脉：壁支和脏支。

3. 识别髂内动脉。壁支：臀上动脉、臀下动脉、闭孔动脉；脏支：膀胱下动脉、直肠下动脉、子宫动脉、输精管动脉、阴部内动脉。

4. 识别髂外动脉。髂外动脉→股动脉→腘动脉（胫前动脉和胫后动脉）。

三、实验仪器设备及消耗材料名称/数量

血管灌注尸体、挂图、腹腔器官（带血管）标本。

四、实验原理和方法

通过对腹部、盆部、会阴和下肢动脉标本、挂图的观察，学生在自己身上触摸动脉搏动。

五、实验步骤

简要复习动脉。示教：腹腔干、肠系膜上动脉。学生观察尸体和挂图，认知动脉位置、毗邻关系和重要结构。

六、实验注意事项

在尸体上观察时，勿用力牵拉血管。

七、思考题

简述腹腔干以及肠系膜上、下动脉的分支分布范围。

实验十九　观察全身静脉和淋巴系统的形态

理论复习

【静　脉】

静脉是导血回心的血管，起于毛细血管，止于心房。

一、静脉结构和配布特点

1. 由小支汇合成大支，口径逐渐变粗。
2. 静脉壁薄，腔内多有静脉瓣。
3. 体循环静脉分深、浅两类，深静脉常与动脉伴行，浅静脉位于浅筋膜内。
4. 静脉之间有丰富的吻合支，并形成静脉丛。
5. 脑部的静脉较为特殊，多为硬脑膜窦静脉或板障静脉。
6. 全身的静脉可分为肺循环静脉和体循环静脉两部分。

二、肺循环静脉

肺静脉包括左、右肺上、下静脉 2 对，收集来自肺的动脉血（经气体交换），注入左心房。

三、体循环静脉

体循环静脉包括上腔静脉系、下腔静脉系（门静脉系）、心静脉系。

上腔静脉系：收集头颈、上肢、胸壁及部分胸腔器官回流的膈以上躯体的静脉血，经上腔静脉回流入右心房。

下腔静脉系：收集膈以下躯体及器官的静脉血，经下腔静脉注入右心房。

心静脉系：收集心脏的静脉血，经冠状窦注入右心房。

（一）上腔静脉系

1. 上腔静脉：为一粗大的静脉干，在右侧第 1 胸肋关节后方由左、右头臂静脉汇合而成，注入右心房。

2. 头臂静脉：左右各一，在胸锁关节的后方由同侧的锁骨下静脉和颈内静脉汇合而成，汇合处夹角称静脉角，是淋巴导管注入静脉的部位。

（1）颈内静脉：回流头颈部的静脉血，上端于颈静脉孔处与乙状窦相续，行于颈动脉鞘内，注入头臂静脉，其属支包括颅外支和颅内支（见中枢神经系统）。

颅外支：面静脉、下颌后静脉、咽静脉、舌静脉、甲状腺上中静脉。

面静脉：起于内眦静脉，伴行面动脉，在下颌角处与下颌后静脉汇合，注入颈内静脉。面静脉的结构特点及其交通：缺少静脉瓣；通过眼上、眼下静脉与颅内的海绵窦相通；通过面深静脉，经眼下静脉、翼静脉丛与海绵窦相通。

下颌后静脉：由颞浅静脉和上颌静脉汇合而成。

（2）锁骨下静脉：主要由腋静脉和颈外静脉汇合而成。颈外静脉：颈部最大的浅静脉，行于胸锁乳突肌的浅面。

（3）上肢静脉。

深静脉：腋静脉，由肱静脉汇合而成。

浅静脉：头静脉、贵要静脉、肘正中静脉。

头静脉：手背静脉网的桡侧→前臂桡侧→肱二头肌外侧沟→三角肌胸大肌间沟→注入腋静脉和锁骨下静脉。

贵要静脉：手背静脉网的尺侧→前臂尺侧→肱二头肌内侧沟→于臂中点注入腋静脉。

肘正中静脉：于肘窝处连于头静脉和贵要静脉之间。

3. 胸部的静脉。

奇静脉：起于右腰升静脉，穿膈脚入胸腔，于右肺根上方注入上腔静脉，收集胸后壁、食管、支气管等的静脉（半奇静脉、副半奇静脉、椎静脉丛）。

胸前部及脐以上的静脉：浅静脉→胸腹壁静脉→腋静脉；深静脉→胸廓内静脉→头臂静脉。

（二）下腔静脉系

1. 下腔静脉：第 4～5 腰椎右侧由左、右髂总静脉汇合而成，穿膈肌的腔静脉裂孔入胸腔，注入右心房。

2. 髂总静脉：于骶髂关节前方由髂内静脉和髂外静脉汇合而成。

（1）髂内静脉：主要收集盆部的静脉，包括脏支和壁支，与同名的动脉伴行，多起于盆内的静脉丛（直肠静脉丛、膀胱静脉丛、子宫阴道静脉丛）。

脏支：直肠下静脉、阴部内静脉、子宫静脉等。

壁支：臀上静脉、臀下静脉、闭孔静脉、骶外侧静脉等。

（2）髂外静脉：股静脉的直接延续，其属支为腹壁下静脉。

（3）下肢静脉。

深静脉：与下肢的同名动脉伴行，胫前、后静脉→腘静脉→股静脉。

浅静脉：大隐静脉和小隐静脉。大隐静脉：足背静脉弓内侧→内踝前方→膝关节内后方→大腿前面→隐静脉裂孔→股静脉。大隐静脉的五大属支：旋髂浅静脉、腹壁浅静脉、阴部外静脉以及股内侧、外侧浅静脉。小隐静脉：足背静脉弓外侧→外踝后方→小腿后面→腘窝→穿深筋膜→腘静脉。

3. 腹部的静脉。

（1）壁支：1 对膈下静脉、4 对腰静脉，直接注入下腔静脉。

（2）脏支。成对的脏支：睾丸（卵巢）静脉，肾静脉，肾上腺静脉，左、中、右肝静脉，除左睾丸（卵巢）静脉、左肾上腺静脉注入左肾静脉外，其余静脉均直接汇入下腔静脉。不成对的脏支：汇合成门静脉，入肝后经肝静脉回流至下腔静脉。

4. 门静脉系。

（1）门静脉：为门静脉系的静脉主干，共有 7 条属支，分别是肠系膜上静脉、肠系膜下静脉、脾静脉、胃左静脉、胃右静脉、胆囊静脉、附脐静脉。门静脉主要由肠系膜上静脉和脾静脉汇合而成。

（2）门静脉与腔静脉的吻合。

1）食管静脉丛：门静脉→胃左静脉→食管静脉丛→奇静脉及其属支→上腔静脉。

2）脐周静脉网：门静脉→附脐静脉→脐周静脉网（向上）→胸腹壁静脉、胸廓内静脉→上腔静脉。脐周静脉网（向下）→腹壁浅静脉、腹壁下静脉→下腔静脉。

3）直肠静脉丛：门静脉→直肠上静脉→直肠静脉丛→直肠下静脉、肛静脉→髂内静脉→髂总静脉→下腔静脉。

4）腹后壁门静脉和腔静脉的小属支相互吻合，通过脊柱静脉丛沟通上、下腔静脉。

【淋巴系统】

淋巴系统（lymphatic system）是脉管系的一个组成部分，由淋巴管道、淋巴器官和淋巴组织构成。

一、淋巴系统的结构和配布特点

（一）淋巴管道

淋巴管道分为毛细淋巴管、淋巴管、淋巴干、淋巴导管。

1. 毛细淋巴管：是淋巴管道的起始段，以膨大的盲端起始。

2. 淋巴管：由毛细淋巴管汇合而成，管壁与静脉相似，外形呈串珠状。

3. 淋巴干：由淋巴管汇合形成，全身淋巴干共有 9 条：左、右颈干，左、右锁骨下干，左、右支气管纵隔干，左、右腰干以及肠干。

4. 淋巴导管：有两条，胸导管（左淋巴导管）和右淋巴导管。胸导管起于乳糜池，位于第 11 胸椎与第 2 腰椎之间。乳糜池接受左、右腰干和肠干。胸导管穿经膈肌主动脉裂孔进入胸腔，再上行至颈根部，注入左静脉角，沿途接受左支气管纵隔干、左颈干和左锁骨下干。收集下半身及左上半身的淋巴。右淋巴导管短，收集右支管纵隔干、右颈干和右锁骨下干的淋巴，注入右静脉角。

（二）淋巴器官

淋巴器官包括淋巴结、扁桃体、脾和胸腺。淋巴结（lymph nodes）是扁圆形或椭圆形小体，成群聚集，多沿血管分布。脾（spleen）是体内最大的淋巴器官，位于腹腔左季肋部，第 9~11 肋之间，其长轴与第 10 肋一致。胸腺（thymus）位于胸骨柄后方，分左、右两叶。

二、淋巴回流因素

1. 新的淋巴不断产生。
2. 淋巴管壁上的平滑肌收缩。
3. 淋巴管周围血管搏动。
4. 胸腔负压。
5. 淋巴周围肌肉收缩。
6. 淋巴管内瓣膜。

三、人体各部的淋巴管和淋巴结

（一）头颈部的淋巴结

1. 头部的淋巴结。头部淋巴结多位于头颈交界处，由后向前依次有：

（1）枕淋巴结。

（2）耳后淋巴结。

（3）腮腺淋巴结。

（4）下颌下淋巴结位于下颌下腺附近，收纳面部及口腔器官的淋巴。

（5）颏下淋巴结（submental lymph nodes）位于颏下三角内，引流颏部、下唇中部及舌尖的淋巴。

以上各组淋巴结的输出管汇入颈外侧淋巴结。

2. 颈部的淋巴结分为颈前和颈外侧淋巴结。

（1）颈前淋巴结。

（2）颈外侧淋巴结可分为浅、深两群。

1）颈外侧浅淋巴结位于胸锁乳突肌表面，沿颈外静脉排列。

2）颈外侧深淋巴结以肩胛舌骨肌为界，分为颈外侧上深淋巴结和颈外侧下深淋巴结。

颈外侧上深淋巴结沿颈内静脉上段排列，其中比较重要的有：①颈内静脉二腹肌淋巴结。②颈内静脉肩胛舌骨肌淋巴结，舌尖部癌常先转移至此。③副神经淋巴结沿副神经排列。④颈外侧下深淋巴结称为锁骨上淋巴结，其中位于前斜角肌前方的称为斜角肌淋巴结，左侧的斜角肌淋巴结称为 Virchow 淋巴结，食管下段癌或胃癌转移时常可累及此淋巴结。⑤咽后淋巴结，鼻咽癌时常先转移至此群。

（二）上肢的淋巴管和淋巴结

上肢的浅淋巴管伴浅静脉行于皮下组织中，深淋巴管与深血管伴行。浅、深淋巴管都直接或间接注入腋淋巴结。

腋淋巴结（axillary lymph nodes）位于腋窝内，按位置分为 5 群：胸肌淋巴结、外侧淋巴结、肩胛下淋巴结、中央淋巴结、腋尖淋巴结。

（三）胸部的淋巴结

胸部的淋巴结可分为胸壁和胸腔器官的淋巴结。

1. 胸壁淋巴结：胸壁淋巴结主要有胸骨旁淋巴结、膈上淋巴结及肋间淋巴结。

2. 胸腔器官淋巴结：

（1）纵隔前淋巴结。

（2）纵隔后淋巴结。

（3）气管、支气管、肺的淋巴结：支气管肺门淋巴结（或称肺门淋巴结）、气管支气管上淋巴结、气管支气管下淋巴结、气管旁淋巴结。

（四）下肢的淋巴管和淋巴结

下肢的淋巴管分为浅、深淋巴管。浅淋巴管伴浅静脉行于皮下组织中，深淋巴管与深部血管束伴行，浅、深淋巴管都直接或间接注入腹股沟淋巴结。下肢淋巴结主要有：

1. 腘窝淋巴结。

2. 腹股沟淋巴结：腹股沟浅淋巴结、腹股沟深淋巴结（deep inguinal lymph nodes）。

（五）盆部的淋巴结

盆部的淋巴结包括髂外淋巴结、髂内淋巴结、骶淋巴结和髂总淋巴结等。

（六）腹部的淋巴结

腹部的淋巴结包括腰淋巴结、腹腔淋巴结和肠系膜上、下淋巴结。

1. 腰淋巴结的输出管汇成左、右腰干，参与合成乳糜池。

2. 腹腔淋巴结（celiac lymph nodes）位于腹腔干周围，收纳肝、胆囊、胰、脾、胃、十二指肠等器官的淋巴。沿腹腔干的分支排列的淋巴结有胃左淋巴结、胃右淋巴结、脾淋巴结、胃网膜左淋巴结、胃网膜右淋巴结、幽门下淋巴结、幽门上淋巴结。

以上这些淋巴结的输出管最后都汇入腹腔淋巴结。

3. 肠系膜上淋巴结。

4. 肠系膜下淋巴结。

四、人体部分器官的淋巴回流

（一）胃的淋巴引流

胃的淋巴管一般与胃的血管伴行，注入沿腹腔动脉各分支排列的淋巴结。经研究发现，胃的淋巴回流大致可分为四区：

1 区为胃体小弯侧、贲门及胃底右侧部，此区的淋巴管汇入胃左淋巴结。

2 区为胃体大弯侧左侧部及胃底左侧部，此区淋巴管注入胃网膜左淋巴结及胰、脾淋巴结。

3 区为幽门部的小弯侧，淋巴管注入幽门上淋巴结。

4 区为胃体大弯侧右侧半及幽门部大弯侧，淋巴管汇入胃网膜右淋巴结和幽门下淋巴结。

上述各淋巴结均汇入腹腔淋巴结。

（二）乳房的淋巴国回流

乳房的淋巴回流主要有 4 条途径：

1. 乳房外侧及中央部的淋巴，向外上注入腋淋巴结的胸肌淋巴结和中央淋巴结，这是乳房淋巴回流的主要途径。

2. 乳房上部的淋巴管穿越胸大肌向上注入腋淋巴结群的尖淋巴结，或直接注入锁骨上淋巴结。

3. 乳房内侧的淋巴管向内穿越第 1~5 肋间隙，注入胸骨旁淋巴结。

4. 乳房内下部的淋巴管可向下通过腹壁和膈下的淋巴管与肝的淋巴管交通。

实验部分

一、实验目的

掌握上腔静脉、锁骨下静脉、颈外静脉、头静脉、贵要静脉、下腔静脉、大隐静脉、小隐静脉的位置、起止、行程、属支和收纳区。掌握常用穿刺的浅静脉、锁骨下静脉、股静脉和肝门静脉的组成、位置，全身浅淋巴结，脾的形态和位置。

项目 分级要求	基础要求	较高要求	高要求
肺循环静脉	肺静脉的位置	肺静脉的起止	肺静脉的收纳范围
上腔静脉系	上腔静脉的位置	上腔静脉属支的位置、走行	上腔静脉属支的收纳范围

项目 分级要求	基础要求	较高要求	高要求
下腔静脉系	下腔静脉系及其属支	下腔静脉系及其属支的位置、走行	下腔静脉系及其属支的收纳范围
常用的穿刺静脉	体表常用的穿刺静脉	—	—
淋巴管道	功能	淋巴干、淋巴导管的构成、位置	淋巴干、淋巴导管的走行、收纳范围
淋巴结	功能	头颈部浅淋巴结、腋淋巴结、腹股沟淋巴结的位置及收纳范围	全身各部主要淋巴结的位置、名称、收纳范围
脾、胸腺	位置	形态	功能

二、实验内容

1. 在局解标本上辨认静脉瓣、硬脑膜窦、板障静脉和骨松质。

2. 观察尸体标本。识别上腔静脉、头臂静脉；颈内静脉及其颅外支：面静脉、下颌后静脉、颈外静脉、锁骨下静脉；上肢的浅静脉：头静脉、贵要静脉、肘正中静脉。

3. 识别胸部的奇静脉（半奇静脉、副半奇静脉）和椎静脉丛。

4. 识别下腔静脉，左、右髂总静脉，髂内、外静脉。识别下肢的浅静脉：大隐静脉及其属支（腹壁浅静脉、阴部外静脉、旋髂浅静脉以及股内、外侧浅静脉）、小隐静脉。识别腹部的静脉。在肝的局解标本上辨识包埋在肝实质内的肝静脉。

5. 观察挂图和模型，识别肝门静脉的主要属支及其与上、下腔静脉系的吻合：肠系膜上静脉、脾静脉、肠系膜下静脉、胃左静脉、胃右静脉、胆囊静脉、附脐静脉、食管静脉丛、直肠静脉丛、脐周静脉网。

6. 观察尸体标本，识别胸导管和右淋巴导管。观察标本、模型和挂图。识别淋巴干：左、右颈干，左、右支气管纵隔干，左、右锁骨下干，左、右腰干和肠干。

7. 观察标本、挂图和模型。辨识头部的枕淋巴结、乳突淋巴结、腮腺淋巴结、下颌下淋巴结、颏下淋巴结，颈部的颈外侧浅淋巴结、颈外侧深淋巴结、咽后淋巴结、锁骨上淋巴结。

8. 观察标本。确认腋淋巴结：外侧淋巴结、胸肌淋巴结、肩胛下淋巴结、中央淋巴结、腋尖淋巴结。

9. 观察标本、模型和挂图。辨识乳房的淋巴回流；肺、支气管和气管的淋巴结：肺淋巴结、支气管肺门淋巴结、气管支气管淋巴结、气管旁淋巴结、支气管纵隔淋巴结、纵隔前淋巴结、纵隔后淋巴结。

10. 识别下肢的腘淋巴结、腹股沟浅淋巴结、腹股沟深淋巴结，盆部的髂外淋巴结、髂内淋巴结、髂总淋巴结。

11. 观察标本、模型、挂图、幻灯或光盘。识别腹部的淋巴结：腰淋巴结、腹腔淋巴结（胃左、胃右淋巴结，胃网膜左、胃网膜右淋巴结，幽门淋巴结，肝淋巴结，胰淋巴结，脾淋巴结）、肠系膜上淋巴结（肠系膜淋巴结、回结肠淋巴结、右结肠淋观点结、中结肠淋巴结）、肠系膜下淋巴结（左结肠淋巴结、乙状结肠淋巴结、直肠上淋巴结）。

12. 观察标本，辨识脾和胸腺的位置和形态。

三、实验仪器设备及消耗材料名称/数量

血管灌注尸体，挂图，上、下肢局解瓶装标本。

四、实验原理和方法

通过对全身静脉和淋巴系统标本、挂图的观察，学生在自己身上触摸并观察浅静脉，结合书本知识，认识其形态结构，验证书本知识。

五、实验步骤

简要复习静脉和淋巴系统。示教肝门静脉与上、下腔静脉的侧支吻合，利用多媒体指认全身各部的淋巴管和淋巴结。学生观察尸体和挂图，认知静脉的位置、毗邻关系和重要结构。

六、实验注意事项

在尸体上观察时，勿用力牵拉血管。

七、思考题

常用穿刺的静脉有哪些？简述肝门静脉的组成及与上、下腔静脉的吻合。

实验二十 观察视器的形态

理论复习

感受器是感受某种刺激而产生兴奋的结构（游离神经末梢、环层小体、触觉小体等）。

感觉器是机体感受刺激的装置，是感受器及其附属结构的总称。

$$感受器\begin{cases}躯体感受器\begin{cases}外部感受器\\本体感受器\end{cases}\\内脏感受器\begin{cases}一般感受器：器官内部感受器\\特殊感受器\end{cases}\end{cases}$$

视器由眼球和眼副器两部分组成。

【眼 球】

眼球的形态：球形，前极、后极，中纬线，眼轴，视轴。

眼球的构造：眼球壁及其内容物。

眼球壁：三层膜。

外膜（纤维膜）：角膜、巩膜。

中膜（血管膜）：虹膜、睫状体、脉络膜。

内膜（视网膜）：虹膜部和睫状体部（盲部）、视部。

内容物：房水、晶状体、玻璃体。

一、眼球壁

（一）外膜（纤维膜）：厚、致密、坚韧

1. 角膜：前1/6，透明，无血管，感觉神经丰富，有屈光作用。

2. 巩膜：后5/6，乳白色，巩膜静脉窦，眼肌附着，有支持和保护作用。

（二）中膜（血管膜）：血管神经丰富，色素

1. 脉络膜：后2/3，有营养作用和吸收、分散光的作用。

2. 睫状体：矢状面呈三角形，有睫状突、睫状环、睫状肌、睫状小带，有调解晶状体曲度和产生房水的作用。

3. 虹膜：瞳孔，眼前房、眼后房，虹膜角膜角（前方角），瞳孔开大肌和瞳孔括约肌，有调解光线的作用。

（三）内膜（视网膜）

外层为色素上皮层，内层为神经细胞层，有避光、感光的作用。

内层：盲部、视部、锯状缘，神经盘、黄斑、中央凹，视锥细胞、视杆细胞、双极细胞、节细胞。

二、眼球内容物

1. 房水：透明，有屈光、营养角膜和晶状体的作用。
2. 晶状体：凸透镜状，透明，无血管和神经，是眼屈光系统的主要装置。
3. 玻璃体：透明胶状，有屈光和支撑视网膜的作用。
4. 眼屈光系统：角膜、房水、晶状体、玻璃体（散光、近视、远视）。

【眼副器】

眼副器：眼睑、结膜、泪器、眼球外肌、眶内筋膜和脂肪，有保护、运动和支持作用。

一、眼睑

眼睑由皮肤、肌肉、睑板和结膜构成。眼睑分上睑和下睑，上、下睑之间的裂隙称睑裂。睑裂的内、外侧端分别称内眦和外眦。内眦呈钝圆形，附近有一微陷的空间，叫做泪湖，泪湖底上有蔷薇色的隆起称泪阜。上、下睑的内侧端各有一小突起，突起的顶部有一小孔，叫泪点。

二、结膜

结膜：睑结膜、球结膜、结膜穹窿、结晶膜囊。

三、泪器

泪器：泪腺和泪道（泪小点、泪小管、泪囊、鼻泪管）。

四、眼球外肌

眼球外肌：上睑提肌，总腱环，上直肌、下直肌，内直肌、外直肌，上斜肌、下斜肌。

【眼血管及神经】

一、眼动脉

眼动脉：视网膜中央动脉、睫后短动脉、睫后长动脉、泪腺动脉。

二、眼静脉

眼静脉：视网膜中央静脉、眼上静脉、眼下静脉。

三、眼神经

眼神经：三叉神经、动眼神经、滑车神经、展神经、视神经、面神经。

实验部分

一、实验目的

在标本、模型和活体上确认、识别视器的形态。掌握角膜、结膜、瞳孔晶状体、视网膜的形态和名称。在活体上确认泪点、球结膜、睑结膜、睑缘、睑板等结构。

项目 分级要求	基础要求	较高要求	高要求
眼球	位置、外形	组成	—
眼球壁	纤维膜、血管膜、视网膜的位置	纤维膜、血管膜、视网膜的位置、形态结构、功能	各部损伤与临床常见疾病的联系
眼球内容物	房水、晶状体、玻璃体的位置	房水、晶状体、玻璃体的形态、功能	各部损伤与临床常见疾病的联系
眼副器	眼睑、结膜、泪器、眼外肌	位置、结构	各部损伤与临床常见疾病的联系
眼血管及神经	—	眼动脉、眼静脉	眼的神经支配

二、实验内容

1. 识别眼球外膜：角膜、巩膜；中膜：虹膜（瞳孔、眼房、虹膜角膜角、虹膜角膜隙、瞳孔括约肌、瞳孔开大肌）、睫状体（睫状突、睫状环、睫状肌）、脉络膜；内膜：视网膜虹膜部、视网膜睫状体部、视网膜视部、视神经盘、黄斑、中央凹。

2. 识别眼球内容物：房水、晶状体、玻璃体。识别眼副器：眼睑、结膜、泪腺、眼球外肌（上直肌、下直肌、内直肌、上斜肌、下斜肌、外直肌）。识别眼的动脉：视网膜中央动脉、睫后短动脉、睫后长动脉、泪腺动脉。

三、实验仪器设备及消耗材料名称/数量

眼球冠状切面标本、矢状切面标本，牛眼球，眼附器标本，眼球模型、挂图，解剖器械，氯霉素眼药水。

四、实验原理和方法

学生分组解剖牛眼验证理论知识。相互观察眼，对照挂图识别结构。

五、实验步骤

简要复习眼球及眼附器结构。学生分组解剖牛眼球。学生观察标本和挂图，最后滴氯霉素眼液于自己的结膜囊内，验证泪道的通畅性。

六、实验注意事项

解剖眼球时注意勿伤手，注意相互配合，相互观察眼及滴眼液时的情况，注意操作步骤的正确性，避免相互感染。多使用标本、模型，将各件标本、模型置于解剖位置进行观察辨认。实习时多使用标本，尽量观察同学的眼。

七、思考题

简述眼球的结构。

实验二十一　观察前庭蜗器的形态

理论复习

前庭蜗器（前庭器和听器）包括外耳、中耳和内耳。内耳是声波和位觉刺激的感受器。

【外　耳】

外耳包括耳廓、外耳道和鼓膜。

一、耳廓

耳廓：耳垂、耳轮、耳轮脚、对耳轮、对耳轮脚、三角窝、耳舟、耳甲、耳甲艇、耳甲腔、外耳门、耳屏、对耳屏、耳屏间切迹。

二、外耳道

外耳道：外侧 1/3 为软骨部，内侧 2/3 为骨部，方向由外向内为前上、后、前下。

【中　耳】

中耳包括鼓室、咽鼓管、乳突窦和乳突小房，可传导声波。

一、鼓室

鼓室是形态不规则的小腔。

（一）鼓室壁（六个）

1. 上壁：盖壁，薄，邻颅中窝。
2. 下壁：颈静脉壁，薄，邻颈内静脉。

3. 前壁：颈动脉壁，邻颈内动脉，咽鼓管开口。

4. 后壁：乳突壁，乳突窦开口，锥隆起，内含镫骨肌。

5. 外壁：外壁为鼓膜壁。鼓膜是半透明薄膜，外侧面向前、下外倾斜，包括鼓膜脐、锤骨柄、光锥、锤骨前襞、锤骨后襞，下 3/4 紧张部，上 1/4 松弛部。

6. 内侧部：迷路壁、岬、前庭（窗卵窗）、面神经管凸、蜗窗（蜗窗）、第二鼓膜。

（二）听小骨

1. 锤骨：锤骨头、锤骨柄，前突、外侧突。

2. 砧骨：体，长脚、短脚。

3. 镫骨：头，前脚、后脚，底。

（三）运动听小骨肌

运动听小骨肌：鼓膜张肌、镫骨肌。

二、咽鼓管

咽鼓管：通咽腔和鼓室。

三、乳突窦和乳突小房

乳突小房有许多含气小腔，前部借乳突窦通鼓室。

【内 耳】

内耳由骨迷路和膜迷路组成，是位、听觉感受器。

一、骨迷路

骨迷路分为三部分：耳蜗、前庭和骨半规管。

（一）前庭

前庭：空腔，椭圆囊和球囊，前部一个大孔通耳蜗，后部五个小孔通三个半规管，前庭窗。

（二）骨半规管

骨半规管：互成直角，分为前、后、外骨半规管，有单骨脚、壶腹骨脚、总骨脚（前、后骨半规管的单骨脚合成）。

（三）耳蜗

耳蜗：蜗牛壳形，包括蜗底、蜗顶、蜗轴、蜗螺旋管、骨螺旋板、前庭阶、鼓阶。

二、膜迷路

膜迷路：椭圆囊、球囊、椭圆球囊管、连合管、椭圆囊斑、球囊斑。

实验部分

一、实验目的

在标本、模型和活体上确认、识别前庭蜗器的形态。掌握鼓膜、鼓室、骨半规管、膜半规管、壶腹嵴、椭圆囊斑、球囊斑、螺旋器的位置和形态。在活体上确认耳廓、外耳道、鼓膜等结构。

项目 分级要求	基础要求	较高要求	高要求
外耳	耳廓、外耳道、鼓膜	外耳道的解剖特点	—
中耳	鼓室、咽鼓管、乳突窦、乳突小房	成人与小儿咽鼓管的区别	鼓室的六个壁、鼓室内结构
内耳	骨迷路、膜迷路的概念	骨迷路、膜迷路的位置、分部	骨迷路、膜迷路的功能
声波传导	分类：气传导、骨传导	气传导、骨传导的具体途径	传导性耳聋与神经性耳聋的区别

二、实验内容

1. 观察标本、挂图和光盘，识别耳廓、外耳道、鼓膜。
2. 辨识中耳鼓室盖壁、颈静脉壁、颈动脉壁、乳突壁、鼓膜壁、迷路壁，锤骨、砧骨、镫骨，听小骨肌，咽鼓管，乳突小房。
3. 辨识内耳骨迷路：前庭、骨半规管（前、后、外骨半规管）、耳蜗（蜗底、蜗轴、螺旋板、前庭阶、鼓阶）；膜迷路：椭圆囊和球囊（椭圆球囊管、内淋巴管、内淋观点囊、椭圆囊斑、球囊斑）、膜半规管（膜腹壶、壶腹嵴）、蜗管（蜗管前庭壁、蜗管鼓壁、螺旋器）。

三、实验仪器设备及消耗材料名称/数量

鼓室六壁标本，内耳标本，听小骨标本，外耳及鼓膜标本，耳大、小模型及内耳模型，耳挂图，教学光盘。

四、实验原理和方法

通过对前庭蜗器标本、模型、挂图的观察，学生之间相互辨认外耳形态，结合书本知识，认识其形态结构，验证理论知识。

五、实验步骤

简要复习前庭蜗器的结构。学生观察标本和挂图，最后小结。

六、实验注意事项

内耳、听小骨、鼓膜等很小，须仔细观察。勿拿出瓶内标本，以免损坏。多使用标本、模型，将各件标本、模型置于解剖位置进行观察辨认。尽量观察同学的外耳。

七、思考题

简述声波的传导路径。查资料回答耳聋的分类。

实验二十二 观察脊髓和脑干的形态

理论复习

【神经系统总论】

神经系统由脑和脊髓以及与之相连并遍布全身各处的周围神经组成，在人体各器官、系统中占有特别重要的地位。

组成人体各系统的不同细胞、组织和器官都在进行不同的机能活动，这些活动都在神经系统的调节下协调起来。

一、神经系统的分类

神经系统分为中枢神经系统和周围神经系统。中枢神经系统包括脑和脊髓。周围神经系统分为脑神经和脊神经。脑神经 12 对，脊神经 31 对。周围神经按分布可区分为躯体神经和内脏神经。周围神经有运动成分和感觉成分，分别称运动神经和感觉神经，或传出神经和传入神经。内脏神经分布于心肌、平滑肌和腺体，不受主观意识的控制，又称自主神经或植物神经。植物神经的传出神经又分为交感神经和副交感神经。

二、神经系统的组成

（一）神经元（neuron）

1. 依突起的多少：假单极神经元（pseudounipolar neuron）、双极神经元（bipolar neuron）、多极神经元（multipolar neuron）。

2. 依功能：感觉神经元（sensory neuron）、运动神经元（motor neuron）、联络神经元。

3. 依轴突的长短：Golgi Ⅰ型（长）、Golgi Ⅱ型（短）、

4. 依神经元内所含递质：种类较多。

（二）神经纤维

神经纤维可分为有髓神经纤维和无髓神经纤维。

（三）突触（synaps）

突触：突触前部、突触后部、突触间隙。

（四）神经胶质

神经胶质：星形胶质细胞（astrocytes）、少突胶质细胞（oligodendrocytes）、小胶质细胞（microglia）。

三、神经系统的活动方式

反射弧（reflex arch）：是指执行反射活动的特定神经结构。

传导：感受器→传入神经→神经中枢→传出神经→效应器。

四、神经系统的术语

神经系统的术语：白质、灰质、皮质、髓质、神经、神经纤维、神经节、神经核。

【脊　髓】

一、脊髓的位置

脊髓位于椎管内，其下端成人平第 1 腰椎体下缘。

二、脊髓的外形

脊髓外形呈扁圆柱形，粗细不均，上有颈膨大，下有腰骶膨大，脊髓末端变细称脊髓圆锥，其末端连终丝。

脊髓节段的划分：颈 8、胸 12、腰 5、骶 5、尾 1。

脊髓节段与脊柱节段的对应关系：

颈 1~4 与同序数椎骨相同，颈 5~8 和胸 1~4 高一位，胸 5~8 高两位，胸 9~12 高三位，腰 1~5 平对第 11 和 12 胸椎，骶和尾平对第 1 腰椎。

三、脊髓的内部结构

（一）灰质

在脊髓的横断面上可见脊髓的灰质，呈"H"形，前侧膨大为前角，后侧膨大为后角，前、后角之间向外伸出侧角，前、后角之间的区域称中间带。灰质围绕中央管，管的前、后有灰质前连合和灰质后连合。

灰质细胞构筑分层：第Ⅰ层——后角边缘核，第Ⅱ层——胶状质，第Ⅲ、Ⅳ层——后角固有核，第Ⅴ层——网状核，第Ⅵ层——后角基部，第Ⅶ层——中间内侧、外侧柱，第Ⅷ层——前角后部，第Ⅸ层——前角运动细胞，第Ⅹ层——中央灰质。

（二）白质

1. 上行传导束。

（1）薄束和楔束：位于脊髓后索，薄束居内侧，楔束居外侧，传导躯干、四肢的本体觉和精细触觉。脊神经节内的假单极神经元，其周围突布于感受器内，中枢突经后根进入脊髓后索上行为薄束和楔束，终止于薄束核和楔束核。薄束起自同侧胸5及其以下的脊神经节细胞，楔束起自同侧胸4及其以上的脊神经节细胞。

（2）脊髓小脑束：分前、后束，分别位于脊髓外侧索周边的前后部，将下肢和躯体下部的深感觉信息（主要为肌腱、关节的深感觉）经小脑上下脚传至小脑皮层，与运动和姿态的调节有关。脊髓小脑后束起自同侧胸1－腰3脊髓节段Ⅷ层的胸核，传递的信息与整个下肢的运动和姿势有关；脊髓小脑前束主要起于双侧腰骶节段的Ⅴ～Ⅷ层的外侧部，传递的信息可能与下肢个别肌肉的精细运动和姿势有关。

（3）脊髓丘脑束：位于脊髓外侧索的前半和前索中。此束纤维主要起自脊髓灰质Ⅰ和Ⅳ～Ⅶ层，其纤维经白质前连合时上升1~2节段，或先上升1~2节段后经白质前连合至对侧外侧索和前索内上行，行经脑干，终于背侧丘脑。交叉到对侧外侧索前半上行的纤维束称为脊髓丘脑侧束，其功能是传导痛和温度觉冲动；交叉到对侧前索内上行的纤维束称为脊髓丘脑前束，其功能是传导粗触觉冲动。脊髓丘脑束在脊髓内亦有明确的定位，即由外向内依次为骶、腰、胸、颈的纤维。

2. 下行传导束。

（1）皮质脊髓束：纤维起自大脑皮质，下行经内囊和脑干，在延髓的锥体交叉处，大部分纤维交叉到对侧后继续下行于脊髓外侧索后部，称皮质脊髓侧束，其纤维终止于同侧脊髓前角运动细胞。皮质脊髓束的小部分纤维在锥体交叉处不交叉，下行同侧前索的前正中裂两侧，称皮质脊髓前束，此束一般不超过胸段，其纤维大部分逐节经白质前连合交叉后止于对侧的脊髓前角运动细胞，也有一些纤维不交叉止于同侧的前角运动细胞。皮质脊髓束的功能是控制骨骼肌的随意运动，特别是肢体远端的灵巧运动。

皮质脊髓侧束在脊髓的排列由内向外依次为颈、胸、腰、骶的纤维。

（2）红核脊髓束的主要功能与兴奋屈肌的运动神经元有关。

（3）前庭脊髓束的功能与兴奋同侧伸肌的运动神经元和抑制屈肌的运动神经元有关。

（4）其他下行束：顶盖脊髓束位于前索内。其纤维起自中脑上丘，交叉后下行。内侧纵束位于前索中，起自前庭神经核。网状脊髓束位于外侧索和前索内，其纤维起自脑干的网状结构。上述三个传导束的功能与调节肌张力和运动协调有关。

四、脊髓的功能

脊髓具有传导和反射功能。

【脑　干】

一、脑干外形

（一）腹侧面

1. 延髓：枕骨大孔至延髓脑桥沟之间，有锥体、锥体交叉、橄榄、舌下神经根、舌咽神经、迷走神经、副神经。

2. 脑桥：分为脑桥基底部、脑桥基底沟、脑桥臂，有三叉神经根、展神经、面神经、前庭蜗神经，以及脑桥小脑角。

3. 中脑：以视束与间脑分界，有大脑脚、脚间窝、动眼神经。

（二）背侧面

1. 延髓和脑桥：菱脑峡，左、右小脑上脚，前后髓帆，滑车神经。

2. 菱形窝：上外侧界为小脑上脚，下外侧界为薄束结节、楔束结节和小脑下脚。菱形窝的中部有白色的横行条纹，称为髓纹。靠近髓纹内侧端上方，内侧隆起上有一圆形隆突，称为面神经丘，其深面有展神经核。髓纹一下内侧隆起上可见两个小三角区，靠近内上方的三角区称为舌下神经三角，其深面有舌下神经核；外下方的三角区称为迷走神经三角。

3. 中脑：上、下丘，上、下丘臂。

二、脑干的内部结构

（一）脑干神经核的排列规律，自界沟由内向外

1. 一般躯体运动核。

（1）动眼神经核：支配上睑提肌、上直肌、内直肌、下斜肌、下直肌。

（2）滑车神经核：交叉出脑，支配上斜肌。

（3）展神经核：支配外直肌。

（4）舌下神经核：支配舌内、外肌。

2. 特殊内脏运动核（向腹侧迁移）。

三叉神经运动核：支配咀嚼肌、下颌舌骨肌、二腹肌前腹。

面神经核：支配全部表情。背侧核：支配额肌、眼轮匝肌。腹侧核：支配口周围肌。

疑核：纤维加入舌咽迷走副神经支配咽喉肌。

3. 一般内脏运动核。

动眼神经副核：支配瞳孔括约肌、睫状肌。

上泌涎核：纤维加入面神经支配泪腺、舌下腺、下颌下腺及口腔鼻腔的腺体。

下泌涎核：纤维加入舌咽神经经耳神经节支配腮腺。

迷走神经背核：纤维经迷走神经，在器官内和旁节交换神经元，节后纤维管理胸腹腔内脏平滑肌、心肌以及腺体的运动和分泌。

4. 一般内脏感觉核。

内脏器官黏膜血管壁的一般内脏感觉→舌咽迷走面神经→孤束→孤束核→发出纤维到上行到间脑，中继后达高级中枢。

脑干运动核，参与内脏反射、呼吸循环和呕吐反射。

5. 特殊内脏感觉核。

孤束核背侧小部分：接受面神经、舌咽神经传入的味觉纤维。

6. 一般躯体感觉核（向腹外侧迁移）。

三叉神经脊束核：传导额面、鼻口腔的痛温触觉。

三叉神经感觉核：传导额面、鼻口腔的触压觉。

三叉神经中脑核：与额面部的本体感觉有关。

7. 特殊躯体感觉核。

（1）蜗神经核：分为蜗腹侧核和蜗背侧核，分别位于小脑下脚的腹外侧和背侧，接受蜗神经的传入纤维。

（2）前庭神经核：前庭神经纤维的一部分直接经小脑下脚入小脑，其他纤维达前庭神经核。

（3）脑干中其他重要的神经核团：薄束核和楔束核、楔束副核、上丘核、下丘核、顶盖前区、蓝斑、网状结构的核群、红核、黑质、下橄榄核。

（二）脑干水平切面

1. 延髓：运动交叉或锥体交叉平面、感觉交叉或丘系交叉平面、橄榄中段平面。

2. 脑桥：听结节平面、面神经丘平面、三叉神经根平面。

3. 中脑：下丘平面、上丘平面。

（三）脑干的网状结构

旁正中区：中缝核。

内侧区：桥首和桥尾网状核、巨细胞网状核。

外侧区：接受区或联络区。

实验部分

一、实验目的

在标本和模型上确认、识别脊髓、脑干的形态和结构。确认和掌握脊髓、脑干的位置，脊神经根、脑神经根以及脊髓和脑干内的灰质和白质；识别其上、下行传导束的交叉部位和名称。掌握脊髓的位置和外形。熟悉脊髓节段的概念，了解脊髓节段与椎骨的对应关系。掌握脊髓灰质和白质的配布及各部名称，了解脊髓灰质板层结构。掌握脊髓主要纤维束（薄束、楔束、脊髓丘脑侧束、皮质脊髓束）的位置、起止和功能。掌握脑干的组成、脑干各部的外形。掌握菱形窝的结构及第四脑室的位置与连通。

项目 分级要求	基础要求	较高要求	高要求
脊髓的形态	扁圆柱形、两个膨大、六条沟裂、马尾	颈膨大、腰骶膨大、脊髓圆锥、前正中裂、后正中沟、后外侧沟、前外侧沟、后根、脊神经节、脊髓的髓节	脊髓的髓节组成
脊髓的结构	灰质前角、后角、侧角，白质前柱、后柱、侧柱	灰质核团，白质上、下行传导纤维束	脊髓灰质的分层
脊髓的位置	椎管上 2/3	腰穿选位的依据	髓节与椎骨的对应关系
脑干的形态	延髓呈倒置的圆锥形；脑桥腹部隆膨，向后渐窄，伸入小脑；中脑一对圆柱体位于大脑基底面	延髓脑桥沟，锥体及交叉，橄榄，基底沟，小脑上、中脚，大脑脚，薄束，楔束结节，菱形窝，髓纹，正中沟，内侧隆起，界沟，上、下丘，第四脑室位置及连通关系	面神经丘、迷走神经三角、舌下神经三角、前庭区、听结节、前髓帆、后髓帆、第四脑室脉络丛、第四脑室外侧孔、第四脑室正中孔、小脑延髓池。
脑干的结构	灰质：脑神经核，躯体运动柱、内脏运动柱、内脏感觉柱、躯体感觉柱；非脑神经核，薄束核、楔束核、红核、黑质。白质：内侧丘系及交叉、脊髓丘系、三叉丘系、锥体束	躯体运动核：舌下神经核、疑核、副神经核、面神经核、展神经核、三叉神经运动核、滑车神经核、运动眼神经核；内脏运动核：迷走神经背核、上泌涎核、下泌涎核、动眼神经副核；内脏感觉核：孤束核；躯体感觉核：三叉神经脊束核、三叉神经脑桥核、蜗神经核、前庭神经核	下橄榄核、脑桥核、外侧丘系、斜方体、皮质脑桥束、脊髓小脑束、前庭脊髓束、内侧纵束、网状结构、中缝核

项目 分级要求	基础要求	较高要求	高要求
脑干的位置	大脑、间脑及小脑的前下面，延髓下连脊髓，中脑上连间脑，脑干背面连小脑	脑神经核在脑干背面的投影	脑干横切面上的神经核及传导纤维束的位置、名称

二、实验内容

1. 确认脊髓的位置、形态：颈膨大、腰骶膨大、脊髓圆锥、前正中裂、后正中沟、后外侧沟、前外侧沟、后根、脊神经节、马尾。

2. 识别脊髓的内部结构。灰质后角：缘层、胶状质、后角固有核、胸核；灰质前角：α运动神经元、γ运动神经元；灰质侧角；白质上行纤维束：薄束、脊髓小脑后束、脊髓小脑前束、脊髓丘脑束；白质下行纤维束：皮质脊髓束、红核脊髓束、前庭脊髓束、顶盖脊髓束、内侧纵束、网状脊髓束。

3. 识别脑干外形。腹侧面延髓：锥体、锥体交叉、橄榄；脑桥：脑桥基底部、小脑中脚、脑桥小脑三角；背侧面延髓：薄束结节、楔束结节、小脑下脚、中脑：上丘、下丘；位于延髓和脑桥背侧面的第四脑室底：髓纹、正中沟、内侧隆起、面神经丘、舌下神经三角、迷走神经三角、前庭区、听结节。

4. 观察脑室模型，识别第四脑室：前髓帆、后髓帆、第四脑室脉络丛、第四脑室外侧孔、第四脑室正中孔、小脑延髓池。

5. 观察标本、模型，辨识脑室的内部结构：脑神经核；躯体运动核：舌下神经核、疑核、副神经核、面神经核、展神经核、三叉神经运动核、滑车神经核、运动眼神经核；内脏运动核：迷走神经背核、上泌涎核、下泌涎核、动眼神经副核；内脏感觉核：孤束核；躯体感觉核：三叉神经脊束核、三叉神经脑桥核、蜗神经核、前庭神经核。

6. 辨识传导中继核：薄束核、楔束核、下橄榄核、脑桥核、红核、黑质。

7. 辨识脑干白质：内侧丘系、脊髓丘系、三叉丘系、外侧丘系、锥体束（皮质脊髓束、皮质脑干束）、皮质脑桥束、顶盖脊髓束、内侧纵束；脑干网状结构与中缝核。

三、实验仪器设备及消耗材料名称/数量

打开椎管后壁的脊髓、离体脊髓、脊髓横切面、脑干标本，完整脑标本，脑干各段横切面标本，脑正中矢状切面标本，脊髓、脑干模型及挂图，教学光盘等。

四、实验原理和方法

通过对脊髓和脑干标本、模型、挂图的观察，结合书本知识，学生认识其形态结

构，验证书本知识。

五、实验步骤

简要复习脊髓、脑干的内部结构。学生观察标本和挂图，最后以教学光盘总结实验内容。

六、实验注意事项

要注意爱护标本，因为中枢神经系统标本特别脆弱、柔嫩，所以不能撕拉、用力夹持或用尖锐器械刺入，更不要把脊髓的被膜撕脱。严禁用钢笔、铅笔、手术器械损毁标本。

七、思考题

简答脑干的组成及各部的主要结构。

实验二十三　观察小脑、间脑、端脑的形态

理论复习

【小　脑】

一、小脑的位置和外形

1. 位置：位于颅后窝。
2. 外形：中部狭窄称小脑蚓（vermis），两侧的膨大部称小脑半球，小脑下面靠小脑蚓两侧的小脑半球突起称小脑扁桃体（tonsil of cerebellum）。

二、小脑的内部结构

小脑皮质：小脑外层的灰质部分。
小脑髓质（髓体）：顶核、中间核（栓状核、球状核）、齿状核。

三、小脑的分叶

1. 按形态结构和进化：绒球小结叶（flocculonodular lobe）（原小脑或古小脑）、小脑前叶（anterior lobe）（旧小脑）、小脑后叶（posterior lobe）（新小脑）。
2. 按机能：前庭小脑（原小脑或古小脑）（archicerebellum）、脊髓小脑（旧小脑）（paleocerebellum）、大脑小脑（新小脑）（neocerebellum）。

四、小脑的纤维联系和功能

1. 前庭小脑：调整肌紧张，维持身体平衡。
2. 脊髓小脑：控制肌肉的张力和协调。

3. 大脑小脑：影响运动的起始、计划和协调，包括确定运动的力量、方向和范围。

【间　脑】

间脑（diencephalon）位于脑干和端脑之间，可分为丘脑（背侧丘脑）、上丘脑、下丘脑、后丘脑和底丘脑五部分。间脑的内腔称第三脑室。

一、背侧丘脑（dorsal thalamus）（简称丘脑）

（一）外形

背侧丘脑由两个卵圆形的灰质团块借丘脑间粘合（中间块）连接而成，其前端的突出部为丘脑前结节，后端膨大称丘脑枕。

（二）内部结构

丘脑被"Y"形纤维板-内髓板分为前核、内侧核和外侧核三部分。外侧核又可分为背、腹两层。腹层由前向后分为腹前核、腹中间核（又称腹外侧核）和腹后核，腹后核又分为腹后内侧核和腹后外侧核。此外，在内髓板内有板内核，在第三脑室室周灰质内有正中核，在背侧丘脑外面有丘脑网状核。

（三）丘脑核团按功能分类

1. 非特异性投射核团：包括正中核和板内核等。
2. 联络性核团：包括内侧核、外侧核的背层及前核。
3. 特异性中继核团：包括外侧核腹层的腹前核、腹中间核和腹后核（分腹后内侧核和腹后外侧核）。腹后内侧核接受三叉丘系和味觉纤维，腹后外侧核接受内侧丘系和脊髓丘系的纤维。

二、后丘脑（metathalamus）

后丘脑包括内侧、外侧膝状体。内侧膝状体接受下丘来的听觉纤维，外侧膝状体接受视束的传入纤维。

三、上丘脑（epithalamus）

上丘脑包括松果体、缰三角和丘脑髓纹。

四、底丘脑（subthalamus）（又称腹侧丘脑）

底丘脑位于间脑和中脑被盖的过渡地区，内含丘脑底核。

五、下丘脑（hypothalamus）

（一）边界

1. 上界：室间孔延至中脑水管的下丘脑沟。
2. 前界：终板和视交叉。
3. 下界：灰结节、漏斗和乳头体。漏斗的中央称正中隆起，漏斗的下端连垂体。

（二）细胞特点

1. 核团边界多不明显，细胞大小不一。
2. 多数核团有神经内分泌功能，主要的核团有视上核、室旁核、漏斗核、视交叉上核和乳头体核。

（三）纤维联系

纤维联系：前脑内侧束、穹窿、乳头丘脑束和乳头被盖束、背侧纵束、下丘脑垂体束（视上垂体束、室旁垂体束和结节垂体束）。

（四）功能

下丘脑是神经内分泌的中心，也是皮质植物性中枢，与边缘系统有密切联系。

【端　脑】

一、端脑（telencephalon）的外形

1. 三缘：上缘、下缘、外缘。
2. 三面：外侧面、内侧面、底面。
3. 三沟：外侧沟、中央沟、环状沟。
4. 三极：颞极、枕极、额极。
5. 五叶：额叶、顶叶、颞叶、枕叶、岛叶。

二、各叶的沟回

1. 额叶（frontal lobe）：中央前沟、额上沟、额下沟，中央前回，旁中央小叶前部，额上回、额中回、额下回。
2. 顶叶（fastigial lobe）：中央后沟、顶内沟，中央后回，旁中央小叶后部，顶上小叶、顶下小叶，缘上回、角回。
3. 颞叶（temporal lobe）：颞上沟、颞下沟，颞上回、颞中回、颞下回、颞横回。
4. 枕叶（occipital lobe）：距状沟、舌回、楔叶。
5. 岛叶（insula）。

三、端脑的内部结构

1. 侧脑室（lateral ventricle）：中央部、前角、后角、下角以及室间孔、脉络丛。
2. 基底核（basal nucleus）：尾状核（caudate nucleus）（头、体、尾）、豆状核（lentiform nucleus）、壳（putamen）、苍白球（globus pallidus）、屏状核（claustrum）、杏仁核（amygdaloid body）。

四、大脑皮质的机能定位

1. 第一躯体运动区（motor area）：中央前回、旁中央小叶前部。
2. 第一躯体感觉区（somesthetic area）：中央后回、旁中央小叶后部。
3. 视区（visual area）：距状沟周围皮质。
4. 听区（acoustic area）：颞横回。
5. 平衡觉区。
6. 嗅觉区。
7. 味觉区。
8. 语言区（lingual area）：书写中枢、运动性语言中枢、听觉性语言中枢、视觉性语言中枢。

五、大脑髓质

1. 连合系（association fibres）：胼胝体、穹窿、前联合、后连合。
2. 联络系（commissural fibres）：上纵束、下纵束、钩束。
3. 投射系（projection fibres）。内囊（internal capsule）前肢：丘脑前辐射（背侧丘脑的前核、背内侧核投射到扣带回和额叶的纤维）、额桥束。内囊膝：皮质核束。内囊后肢：皮质脊髓束、皮质红核束、丘脑中央辐射（背侧丘脑腹侧核群投射到中央沟前后方皮质的纤维）。豆状核后部：视辐射、顶枕桥束。豆状核下部：听辐射、颞桥束。

实验部分

一、实验目的

掌握间脑的位置和分部、第三脑室的位置和连通途径、背侧丘脑的位置并了解其分部。掌握下丘脑和后丘脑的位置。了解底丘脑和上丘的组成。掌握小脑的位置和分部、小脑扁桃体的所在部位及临床意义、小脑分叶、小脑的三对脚和小脑核。掌握大脑半球的分叶，主要的沟、回，基底神经节的位置、组成、主要机能，内囊的位置、分部，通过内囊各主要纤维束的位置关系。

项目 分级要求	基础要求	较高要求	高要求
小脑形态	小脑蚓、小脑半球	原裂、小脑扁桃体、绒球小结叶、前叶、后叶	古小脑、旧小脑、新小脑
小脑的内部结构	小脑皮质、小脑核、小脑的纤维联系	齿状核、顶核、栓状核、球状核	前庭小脑纤维、脊髓小脑前束、脑桥小脑纤维、橄榄小脑纤维
间脑的位置和外形	背侧丘脑、上丘脑、后丘脑、下丘脑、底丘脑、第三脑室	后丘脑：内侧膝状体、外侧膝状体；下丘脑：视交叉、灰结节、乳头体、漏斗、垂体	丘脑前结节、丘脑枕；上丘脑：丘脑髓纹、缰三角、松果体
间脑的内部结构	背侧丘脑：内髓板、腹前核、腹中间核、腹后核（腹后内侧核、腹后外侧核）	腹后核、腹中间核（腹外侧核）、腹前核，丘脑中央辐射（丘脑皮质束），视上核、室旁核、漏斗核，下丘脑垂体束（视上垂体束、室旁垂体束、结节垂体束）	下丘脑的纤维联系，以及穹窿、前脑内侧束、乳头丘脑束、乳头被盖束
大脑半球的形态及分叶	大脑纵裂、外侧沟、中央沟、顶枕沟，额叶、顶叶、岛叶、颞叶、枕叶。皮质功能定位区：第一躯体感觉区、第一躯体运动区、视觉区、听区、味觉区、语言区（书写中枢、书写中枢、运动性语言中枢、听觉性语言中枢、视觉性语言中枢）、大脑皮质联络区、边缘系统	额叶：中央前沟、中央前回、额上回、额中回、额下回；顶叶：中央后沟、顶内沟、中央后回、顶上小叶、顶下小叶、缘上回、角回；颞叶：颞上回、颞横回。内侧面的沟回：胼胝体、扣带沟、扣带回、中央旁小叶、距状沟。下面：嗅束、嗅球、嗅三角、海马旁回	额叶：额上沟、额下沟；颞叶：颞上沟、颞下沟、颞中回、颞下回。内侧面的沟回：穹窿、透明隔、楔叶、楔前叶、舌回。下面：穹窿回、海马、齿状回、海马结构、嗅脑（嗅球、嗅束、嗅三角、海马旁回前部等）
端脑的内部结构	侧脑室、基底核、大脑髓质	侧脑室：前角、后角、下角、中央部、室间孔；基底核：尾状核、豆状核、屏状核、杏仁体、纹状体；大脑髓质：投射纤维（内囊前肢、内囊后肢、内囊膝）	大脑髓质：联络纤维、联合纤维（穹窿连合、前连合、胼胝体、胼胝体膝、胼胝体干、胼胝体压部）

二、实验内容

1. 辨识小脑的位置与外形：小脑半球、小脑蚓、原裂、小脑扁桃体；小脑的内部结构：小脑皮质、小脑核（齿状核、顶核、栓状核、球状核）、小脑的纤维联系。

2. 辨识间脑的位置和外形。背侧丘脑：丘脑前结节、丘脑枕；上丘脑：丘脑髓纹、缰三角、松果体；后丘脑：内侧膝状体、外侧膝状体；下丘脑：视交叉、灰结节、乳头体、漏斗、垂体；底丘脑；第三脑室。

3. 观察标本、模型和幻灯，辨识间脑的内部结构。背侧丘脑：内髓板、腹前核、腹中间核、腹后核（腹后内侧核、腹后外侧核）；后丘脑：内侧膝状体、外侧膝状体；下丘脑：视上核、室旁核、腹内侧核、背内侧核、漏斗、乳头体。辨识下丘脑的纤维联系：穹窿、前脑内侧束、乳头丘脑束、乳头被盖束、视上垂体束、室旁垂体束。

4. 确认大脑半球的分叶：大脑纵裂、外侧沟、中央沟、顶枕沟，额叶、顶叶、岛叶、颞叶、枕叶。

5. 确认上外侧面的沟回。额叶：中央前沟、额上沟、额下沟、中央前回、额上回、额中回、额下回；顶叶：中央后沟、顶内沟、中央后回、顶上小叶、顶下小叶、缘上回、角回；颞叶：颞上沟、颞下沟、颞上回、颞中回、颞下回、颞横回。内侧面的沟回：胼胝体、穹窿、透明隔、扣带沟、扣带回、中央旁小叶、距状沟、楔叶、楔前叶、舌回。下面：嗅束、嗅球、嗅三角、海马旁回、穹窿回、海马、齿状回、海马结构、嗅脑（嗅球、嗅束、嗅三角、海马旁回前部）

6. 辨识端脑的内部结构。侧脑室：前角、后角、下角、中央部、室间孔；基底核：尾状核、豆状核、屏状核、杏仁体、纹状体。

7. 观察局解标本，识别大脑髓质：联络纤维、连合纤维（穹窿连合、前连合、胼胝体、胼胝体膝、胼胝体干、胼胝体压部）、投射纤维（内囊前肢、内囊后肢、内囊膝）。

8. 观察挂图和大脑标本，识别大脑皮质的功能定位：第一躯体感觉区、第一躯体运动区、视觉区、听区、味觉区、语言区（书写中枢、书写中枢、运动性语言中枢、听觉性语言中枢、视觉性语言中枢）、大脑皮质联络区、边缘系统。

三、实验仪器设备及消耗材料名称/数量

间脑、小脑游离标本和小脑切面标本（示小脑核），连带间脑的脑干标本，脑的水平切面和冠状切面断层标本（示间脑的空间位置关系及与大脑的关系），整脑标本（示下丘脑在脑表面可见的结构），端脑游离标本，瓶装端脑标本，小脑间脑端脑模型，透明脑干模型，小脑、间脑、端脑挂图及教学光盘。

四、实验原理和方法

通过对小脑、间脑、端脑标本、模型、挂图的观察，结合书本知识，学生认识其形态结构，验证书本知识。

五、实验步骤

简要复习小脑、间脑和端脑的内部结构。学生观察标本和挂图，最后以教学光盘总结实验内容。

六、实验注意事项

要注意爱护标本，间脑与端脑之间及间脑各部分之间的分界和范围用肉眼不易辨清，观察时应倍加仔细。特别体会间脑的立体空间位置、与大脑半球的关系。小脑观察时要注意分清上、下、前、后方位及小脑核团的辨认。

七、思考题

简答内囊的组成及各部分的主要结构。

实验二十四　观察脊神经形态

理论复习

一、脊神经的组成及分支

脊神经由为脊髓相连的前根（anterior root）和后根（posterior root）在椎间孔合并而成。前根为运动性，由位于脊髓灰质前角和侧角及骶髓副交感核的运动神经元轴突组成。后根为感觉性，由脊神经节内假单极神经元的中枢突组成。脊神经节是后根在椎间孔处的膨大部，为感觉性神经节，主要由假单极神经元胞体组成。

脊神经出椎间孔后立即分为前支、后支、脊膜返支。脊神经后支一般都较细小，按节段分布于项、背、腰、骶部深层肌肉及皮肤。脊神经前支粗大交织成丛，然后再分支分布。脊神经前支形成的丛有颈丛、臂丛、腰丛和骶丛。

二、颈丛（cervical plexus）

颈丛由第 1~4 颈神经前支组成，发出皮支和肌支。皮支分布到颈前部皮肤。皮支有枕小神经、耳大神经、颈横神经、锁骨上神经。肌支有膈神经、颈神经降支和颈袢。

三、臂丛（brachial plexus）

臂丛由第 5~8 颈神经前支和第 1 胸神经前支的大部分组成，可分为根、干、股、束四段，并发出许多分支，在腋窝臂丛形成三个束，即外侧束、内侧束和后束，分别位于腋动脉外、内和后侧。

臂丛的分支：胸长神经、肩胛背神经、肩胛上神经、肩胛下神经、胸内外侧神经、胸背神经、腋神经、肌皮神经、正中神经、尺神经、桡神经、臂内侧皮神经、前臂内侧皮神经。

1. 肌皮神经（musculocutaneous nerve）自外侧束发出，支配着臂前群肌。
2. 正中神经（median nerve）由内侧束和外侧束各发出一根合成，支配着臂前群肌的大部分、手鱼际肌及手掌面桡侧三个半指的皮肤。

3. 尺神经（ulnar nerve）由内侧束发出，支配前臂前群肌靠尺侧的小部分肌肉、手小鱼际肌和手肌中间群的大部分以及手掌面尺侧一个半指和手背面尺侧二个半指的皮肤。

4. 桡神经（radial nerve）发自后束，支配臂及前臂后群肌、臂及前臂背侧面皮肤和手背面桡侧二个半指的皮肤。

5. 腋神经（axillary nerve）由后束发出，支配三角肌、小圆肌及三角肌区和臂外侧面的皮肤。

四、胸神经前支

胸神经前支共 12 对，其中第 1～11 对胸神经前支位于相应的肋间隙中，称肋间神经（intercostal nerve），第 12 对胸神经前支位于第 12 肋下缘，叫肋下神经（subcostal nerve）。

五、腰丛（lumbar plexus）

腰丛由第 12 胸神经前支的一部分、第 1～3 腰神经前支和第 4 腰神经前支的部分组成，位于腰椎两侧、腰大肌的深面，主要分支：

1. 股神经（femoral nerve）经腹股沟韧带深面下行至股部，支配股前群肌和肌前部、小腿内侧部和足内侧缘的皮肤。

2. 闭孔神经（obturator nerve）经小骨盆穿闭膜管至股内侧部，支配股内收肌群及股内侧面的皮肤。

六、骶丛（sacral plexus）

骶丛由第 4 腰神经前支的一部分与第 5 腰神经前支合成的腰骶干以及骶、尾神经的前支组成，位于骶骨和梨状肌前面，其主要分支：骶丛臀上神经、臀下神经、阴部神经、肛神经、会阴神经、经阴蒂（阴茎）背神经、股后皮神经、坐骨神经、胫神经、腓总神经。

1. 坐骨神经（sciatic nerve）自梨状肌下孔出盆腔，经臀大肌深面至股后区，在腘窝上方分为胫神经和腓总神经，沿途发出肌支支配股后群肌。

2. 胫神经（tibial nerve）下行至小腿后区，分支支配小腿后群肌、足底肌。

3. 腓总神经（common peroneal nerve）绕过腓骨颈下行至小腿前区，分腓浅神经、腓深神经，支配小腿前群肌、外侧群肌。

实验部分

一、实验目的

　　了解神经系统在人体的功能和地位。掌握神经系统的区分。熟悉神经元的分类和基本结构。掌握神经系统的常用术语。掌握脊神经的构成、分部、纤维成分，了解其分支分布情况。了解颈丛的组成、位置，皮支的浅出部位及分布概况。掌握膈神经的组成、行径和分布。掌握臂丛的组成和位置。掌握正中神经、尺神经、桡神经的发起、行径、分布概况。掌握肌皮神经、腋神经、胸长神经、胸背神经的分布。了解正中神经、尺神经、桡神经和腋神经损伤后运动及感觉障碍的临床表现概况。掌握胸神经前支分布概况及其皮支分布的节段性。掌握腰丛的组成与位置。掌握股神经和闭孔神经的行径及其分布情况。掌握骶丛的组成。掌握坐骨神经的发起、行径、分支和分布，了解其常见变异。掌握胫神经的行径、皮支分布区及所支配的肌群。掌握腓总神经的行径，腓浅、腓深神经的分布。了解臀上、下神经，股后皮神经和阴部神经的分布。

项目 分级要求	基础要求	较高要求	高要求
颈丛	组成和位置	分支分布：枕小神经、耳大神经、颈横神经、锁骨上神经、膈神经	各分支具体支配部位
臂丛	组成和位置	分支分布：胸长神经、胸背神经、肌皮神经、正中神经（正中神经掌支、指掌侧总神经、指掌侧固有神经）、尺神经（尺神经手背支、尺神经掌支）、桡神经（浅支、深支）、腋神经	各分支具体支配部位及受损后的症状
胸神经前支	组成、位置及分支	胸神经前支的节段性分布、具体定位标志	根据感觉障碍平面来推断脊髓受损节段
腰丛	组成和位置	分支分布：髂腹下神经、髂腹股沟神经、生殖股神经、股外侧皮神经、股神经、闭孔神经	各分支具体支配部位及受损后的症状
骶丛	组成和位置	分支分布：臀上神经、臀下神经、阴部神经、股后皮神经、胫神经（足底内侧神经、足底外侧神经）、腓总神经（腓浅神经、腓深神经）	各分支具体支配部位及受损后的症状

二、实验内容

　　1. 识别颈丛的组成和位置以及分支分布：枕小神经、耳大神经、颈横神经、锁骨上神经、膈神经。

2. 识别臂丛的组成和位置以及分支分布：胸长神经、胸背神经、肌皮神经、正中神经（正中神经掌支、指掌侧总神经、指掌侧固有神经）、尺神经（尺神经手背支、尺神经掌支）、桡神经（浅支、深支）腋神经。

3. 识别胸神经前支的分布。

4. 识别腰丛的组成和位置以及分支分布：髂腹下神经、髂腹股沟神经、生殖股神经、股外侧皮神经、股神经、闭孔神经。

5. 识别骶丛的组成和位置以及分支分布：臀上神经、臀下神经、阴部神经、股后皮神经、胫神经（足底内侧神经、足底外侧神经）、腓总神经（腓浅神经、腓深神经）。

三、实验仪器设备及消耗材料名称/数量

显示神经的尸体标本、锯开的胸段脊柱、显露脊髓断面-脊神经组成-出椎间孔与分支的标本、脊神经的瓶装标本、脊神经挂图。

四、实验原理和方法

通过对脊神经形态结构的观察，结合书本知识，学生认识形态结构，巩固理论知识。

五、实验步骤

简要复习神经系总论和脊神经，再由学生自己观察，指导教师在实验室中巡回指导。

六、实验注意事项

要注意爱护标本，禁止切割神经。课前预习脊神经的内容，并复习肌学的有关内容以便理解与掌握神经支配的范围与作用。

七、思考题

坐骨神经出盆处损伤患者的表现是什么？

实验二十五　观察脑神经和内脏神经形态

理论复习

【脑神经】

一、脑神经的名称及出脑部位

Ⅰ：嗅神经、Ⅱ：视神经、Ⅲ：动眼神经、Ⅳ：滑车神经、Ⅴ：三叉神经、Ⅵ：展神经、Ⅶ：面神经、Ⅷ：前庭蜗神经、Ⅸ：舌咽神经、Ⅹ：迷走神经、Ⅺ：副神经、Ⅻ：舌下神经。

记忆口诀：

Ⅰ嗅Ⅱ视Ⅲ动眼，Ⅳ滑Ⅴ叉Ⅵ外展。

Ⅶ面Ⅷ蜗Ⅸ舌咽，Ⅹ迷Ⅺ副舌下完。

端脑：嗅神经。

中脑：视神经、动眼神经、滑车神经。

脑桥：三叉神经、展神经、面神经、前庭蜗神经。

延髓：舌咽神经、迷走神经、副神经、舌下神经。

二、脑神经的纤维

感觉纤维：一般躯体感觉纤维、特殊感觉纤维、一般内脏感觉纤维、特殊感觉纤维。

运动纤维：一般躯体运动纤维、一般内脏运动纤维、特殊内脏运动纤维。

三、脑神经及分布

（一）嗅神经

嗅细胞（鼻腔嗅黏膜）的中枢突（特殊内脏感觉纤维）构成嗅神经，传导嗅觉。

（二）视神经

视神经为特殊躯体感觉性神经。视网膜内的节细胞轴突在视网膜后部先集中形成视神经盘，然后穿出巩膜构成视神经。视神经离开眼球行向后内，穿视神经管入颅腔，形成视交叉，再经视束止于外侧膝状体，传导视觉冲动。

（三）动眼神经

动眼神经由动眼神经核发出的一般躯体运动纤维和动眼神经副核发出的一般内脏运动纤维（副交感纤维）组成，自中脑脚间窝出脑，经海绵窦外侧壁向前，穿眶上裂进入眶。躯体运动纤维支配提上睑肌、上直肌、下直肌、内直肌和下斜肌。而副交感纤维进入睫状神经节内换神经元。其节后纤维支配瞳孔括约肌及睫状肌，兴奋时使瞳孔缩小和调节晶状体的屈度加大。

（四）滑车神经

滑车神经为一般运动性神经，由滑车神经核发出的躯体运动纤维组成，于中脑背侧下丘下方出脑，绕过大脑脚外侧向前，经海绵窦外侧壁及眶上裂入眶内，支配上斜肌。

（五）三叉神经

三叉神经为混合性神经，是最粗大的脑神经，含有终于三叉神经脊束核、三叉神经脑桥核和三叉神经中脑核的一般躯体感觉纤维以及起自三叉神经运动核的特殊内脏运动纤维，它们组成粗大的感觉根和细小的运动根，两根在脑桥基底部和小脑中脚交界处与脑桥相连。在感觉根上有三叉神经节，此节位于颞骨岩部前面三叉神经压迹内，主要由感觉神经元胞体聚集而成。三叉神经运动根于三叉神经节下面前行，由节发出三条神经，即眼神经、上颌神经和下颌神经。

（六）展神经

展神经为一般运动性神经，由起于展神经核的躯体运动纤维组成，自延髓脑桥沟的锥体上方出脑，向前经海绵窦及眶上裂入眶，支配外直肌。

（七）面神经

面神经为混合性神经，含有起于面神经核的特殊内脏运动纤维、起于上泌涎核的一般内脏运动纤维以及终于孤束核的一般内脏感觉纤维和特殊内脏感觉纤维。面神经在展神经外侧出延髓脑桥沟后进入内耳门，经内耳道入面神经管内，出茎乳孔后向前进入腮腺，于腮腺内分为数支并交织成丛，自腮腺前缘呈放射状发出五支：颞支、颧支、颊支、下颌缘支及颈支。其支配面部表情肌及颈阔肌。面神经管内分支有鼓索、岩大神经、镫骨肌神经。

（八）前庭蜗神经

前庭蜗神经为躯体感觉性神经，由前庭神经（传导平衡觉冲动）和蜗神经（传导听觉冲动）组成。

（九）舌咽神经

舌咽神经为混合性神经，含有起于疑核的特殊内脏运动纤维、终于三叉神经脊束核的一般躯体感觉纤维、起于下泌涎核的一般内脏运动纤维、终于孤束核的一般内脏感觉纤维和特殊内脏感觉纤维，于延髓橄榄后沟上部出脑，经颈静脉孔出颅。在孔内神经干上有两个神经节，即上神经节和下神经节。舌咽神经出颅后，先在颈内动、静脉之间下行，然后呈弓形向前经舌骨舌肌内侧达舌根。其分支有鼓室神经、舌支、咽支、扁桃体支、颈动脉窦支。

（十）迷走神经

迷走神经为混合性神经，是脑神经中行程最长、分布最广的神经，有起自迷走神经背核的一般内脏运动纤维、终于孤束核的一般内脏感觉纤维、起于疑核的特殊运动纤维、终于三叉神经脊束核的一般躯体感觉纤维。迷走神经于延髓橄榄后沟中部出脑，经颈静脉孔出颅，在孔内及其稍下方，神经干上有上神经节和下神经节。进入颈部后，在颈内静脉和颈内动脉、颈总动脉之间的后方下行，经胸廓上口入胸腔。在胸腔内，左、右迷走神经的走行和位置各异。左侧迷走神经下降至主动脉弓前方，继而在肺根后方分出数小支，分别加入左肺丛，然后在食管前面分支形成食管前丛，至食管下端汇合成迷走神经前干。右迷走神经经右锁骨下动、静脉之间，沿气管右侧下降，在肺根后方分出数支，参加右肺丛，至食管后面发数支，构成食管后丛，至食管下端汇合成迷走神经后干。迷走神经前、后干随食管经膈的食管裂孔进入腹腔。颈部的分支有脑膜支、耳支、咽支、颈心支。主要分支为喉上神经。胸部的分支有喉返神经、支气管支、食管支、胸心支。腹部的迷走神经前干分支有胃前支和肝支，腹部的迷走神经后干分支胃后支和腹腔支。

（十一）副神经

副神经为特殊内脏运动性神经，由起于疑核的颅根和起于副神经核的脊髓根构成，从延髓橄榄后沟下部迷走神经根的下方出脑，经颈静脉孔出颅。颅根加入迷走神经分布于咽肌；脊髓根较粗，经颈内动、静脉之间，向后外斜穿胸锁乳突肌，自胸锁乳突肌后缘上、中1/3交点附近穿出，继续向外下穿入斜方肌，支配此二肌。

（十二）舌下神经

舌下神经为躯体运动性神经，起自舌下神经核，于延髓椎体与橄榄体之间出脑，经舌下神经管出颅。出颅后在颈内动、静脉之间下降到舌骨上方，呈弓形弯向前内，沿舌骨舌肌外侧分支进入舌内，分布于全部舌内肌和大部分舌外肌。

【内脏神经】

内脏神经分感觉神经和运动神经两种，内脏运动神经纤维分为交感神经和副交感神经。

一、内脏运动神经

（一）内脏运动神经与躯体运动神经的区别

1. 内脏运动神经分布于心肌、平滑肌及腺体等。
2. 内脏运动神经有交感神经和副交感神经两种纤维成分。
3. 内脏运动神经有两个神经元：节前神经元（位于脑干和脊髓，发出节前纤维）和节后神经元（位于周围植物性神经节，发出节后纤维）。
4. 节后神经以神经丛形式分布。
5. 无髓细神经纤维。
6. 效应器不受意识控制。

（二）交感神经

1. 交感神经概述。

交感神经（sympathetic nerve）的低级中枢位于颈 8 或胸 1 至腰 3 节段的脊髓灰质侧角，神经元的轴突形成节前纤维，随脊髓前根和脊神经至交感神经节。

交感神经节是交感神经节后神经元胞体的所在部位，可分为椎旁节和椎前节。椎旁节纵行排列于脊柱两侧，有 22~25 个节，节与节之间由神经纤维（节间支）相连，形成交感干。交感干在颈段有三个节，即颈上节、颈中节和颈下节。颈下节常与胸 1 交感节合并成星状神经节。交感干在胸段有 11~12 个节；腰段常有 4 个节；骶段有 4~5 个节，在尾骨前方左、右交感干相遇形成一个共同的尾交感节（或称奇节）。椎前节位于脊柱前方，有腹腔节，位于腹腔动脉根的两则；主动脉肾节位于肾动脉根部；肠系膜上节和肠系膜下节均位于同名动脉的起始部。

交感干上的神经节借交通支与脊神经相连。交通支可分白交通支和灰交通支。

交感神经的节前纤维和节后纤维：

节前纤维发自脊髓颈 8~胸 3 节段的中间带外侧核，有三种去向：①终止于相应的椎旁节；②在交感干内先上升或下降后终止于上方或下方的椎旁节；③穿过椎旁节，组成内脏大、小神经至椎前节换神经元。

节后纤维也有三种去向：①经灰交通支返回脊神经；②伴血管形成神经丛，随动脉分布所支配的器官；③直接到所支配的器官。

2. 交感神经的分布。

（1）颈部：发出的节后纤维有三个去向。经灰交通支伴颈神经分布至头颈部及上肢的血管、汗腺、竖肌等；至邻近的血管形成血管丛：颈内动脉丛、颈外动脉丛、锁骨下丛、椎动脉丛等；直接形成神经，如心上、中、下神经等。

（2）胸部：胸交感神经节发出的节后纤维有三个去向。经灰交通支伴 12 对胸神经分布至胸腹壁血管、汗腺、竖肌等；上 5 对胸节发出分支形成丛：胸主动脉丛、食管丛、肺丛、心丛等；直接形成神经，如内脏大、小神经等。

（3）腰部和盆部：同颈部和胸部一样有三个去向。

（三）副交感神经

副交感神经（parasympathetic nerve）的低级中枢位于脑干的副交感神经核和脊髓骶 2~4 节段的中间带外侧核，由此发出的节前纤维，随有关的脑神经（Ⅲ、Ⅶ、Ⅸ、Ⅹ）和骶神经，至器官旁或器官内的副交感神经节（终节）。节后神经元发出的节后纤维分布于心肌、平滑肌和腺体。

副交感神经根据其低级中枢的位置可分为颅部和骶部。

（四）交感神经与副交感神经的区别

1. 低级中枢的部位不同。
2. 周围部的神经节的位置不同。
3. 节前神经元与节后神经元的长短和分布比例不同。
4. 分布范围不同。

（五）内脏神经丛

交感神经、副交感神经和内脏感觉神经互相交织形成内脏神经丛，有心丛、肺丛、腹腔丛、盆丛等。

二、内脏感觉神经

内脏感觉神经：数目小，纤维细，痛阈高，传入分散，定位不明确。

三、牵涉性痛

某一器官发生病变时，常在体表某一定区产生感觉过敏或疼痛，称牵涉痛。

实验部分

一、实验目的

掌握脑神经的名称、序号、性质、纤维成分、行径，出颅经过的孔、裂，以及其重要的分支和分布。掌握脑神经的 4 种纤维成分（躯体、内脏运动纤维，躯体、内脏感觉纤维）。了解脑神经 7 种纤维成分的区别，交感神经和副交感神经的组成、分布。

项目 分级要求	基础要求	较高要求	高要求
12 对脑神经	12 对脑神经的名称及出入颅孔、裂	12 对脑神经的性质、纤维成分及分支分布	各脑神经具体支配部位和受损症状

项目 分级要求	基础要求	较高要求	高要求
内脏神经	交感神经：交感神经节（椎旁节、椎前节）、交感干；副交感神经：副交感神经节。节前纤维与节后纤维的组成	内脏运动神经低级中枢部位及分布范围、内脏感觉神经的特点	内脏神经丛的名称及位置

二、实验内容

1. 观察 12 对脑神经出（入）颅部位，尤其是眼神经、上颌神经、眶下神经、上牙槽神经、下颌神经、耳颞神经、下牙槽神经、颊神经、舌神经，以及展神经穿眶上裂的出颅部位。

2. 观察嗅神经、视神经的行程和分布范围。

3. 观察动眼神经、滑车神经和展神经的行程和分布，三叉神经节的位置及三个分支的行程和分布范围。

4. 观察面神经、前庭蜗神经的分布及行程。识别面神经，分支：颞支、颧支、颊支、下颌缘支、颈支。识别前庭蜗神经穿内耳门的入颅部位。

5. 观察舌咽神经和迷走神经的行程、分支及分布范围，喉上神经、喉返神经的行程和分布。辨识舌咽神经，经颈静脉孔出颅，分支：鼓室神经、舌支、咽支、扁桃体支、颈动脉窦支。识别迷走神经。经颈静脉孔出颅：迷走神经前干、迷走神经后干；在颈部的分支：脑膜支、耳支、咽支、颈心支、喉上神经；在胸部的分支：喉返神经、支气管支、食管支、胸心支；在腹部的分支：肝支、胃后支、腹腔支。

6. 识别副神经，穿颈静脉孔出颅。识别舌下神经，穿舌下神经管出颅。观察副神经、舌下神经的行程及分布。

7. 识别交感神经：交感神经节（椎旁节、椎前节）、交感干；副交感神经：副交感神经节。

三、实验仪器设备及消耗材料名称/数量

颅底骨、颞骨等标本，第 1~12 对脑神经的标本，脑神经标本（示翼腭神经节、下颌下神经节、睫状神经节），脑干标本，脑干模型，脑神经、内脏神经挂图。

四、实验原理和方法

通过对脑神经和内脏神经形态结构的观察，结合书本知识，认识脑神经、内脏神经的分支分布。

五、实验步骤

简要复习脑神经和内脏神经，再由学生自己观察，指导教师在实验室中巡回指导。

六、实验注意事项

脑神经较细小，注意仔细观察。脑神经较脆弱，注意加强保护，以免损坏。

七、思考题

眼球、眼外肌的神经分布有哪些？舌的神经分布有哪些？

实验二十六　观察中枢神经传导通路

理论复习

传导通路分上行传导通路（感觉传导通路）和下行传导通路（运动传导通路）。

【上行传导通路（感觉传导通路）】

一、本体感觉传导通路

（一）意识性本体感觉传导通路

躯干四肢的肌腱关节等处的深部感受器和精细触觉感受器的冲动传递到第一级神经元胞体（在脊神经节里），轴突组成后根，到脊髓后索，胸5以下组成薄束，胸4以上组成楔束，终止于第二级神经元胞体（薄束核、楔束核）。两核发出的纤维左右交叉，形成内侧丘系，上行终止于第三级神经元胞体（丘脑腹后外侧核），发出纤维经过内囊后肢，最后终止于中央后回、中央旁小叶后部。

（二）非意识性本体感觉传导通路

躯干下部和下肢的肌腱关节等处的深部感受器将冲动传至周围突，经第一级神经元胞体（脊神经节）到中枢突经脊髓后根的内侧部进入脊髓的后角的胸核。胸核发出纤维经同侧外侧索组成脊髓小脑后束，经小脑下脚将冲动传至旧小脑皮质。

腰骶膨大节段第Ⅴ～Ⅶ层外侧部发出的纤维部分交叉形成脊髓小脑前束，经小脑上脚将冲动传至旧小脑皮质。

上肢和颈部的本体感觉的第二级神经元在颈膨大第Ⅵ～Ⅶ层和延髓的楔束副核发出纤维组成楔小脑束（相当于脊髓小脑后束）和脊髓小脑吻侧束（相当于脊髓小脑前束），经小脑下脚将冲动传至旧小脑皮质。

二、痛、温度和粗略触觉传导通路

（一）躯干、四肢的痛、温度和粗略触觉传导通路

第一级神经元胞体在脊神经节，轴突组成后根进入脊髓后上升 1~2 个节段，然后终止于第二级神经元胞体（脊髓后角缘层、后角固有核）。它们发出纤维交叉到对侧组成脊髓丘脑束，上行终止于第三级神经元胞体（丘脑腹后外侧核），发出纤维经过内囊后肢，最后终止于中央后回、中央旁小叶的后部。

（二）头面部的痛、温度和粗略触觉传导通路

第一级神经元胞体在三叉神经半月节组成三叉神经根，终止于三叉神经感觉核，发出纤维交叉到对侧组成三叉丘系，上行终止于丘脑腹后内侧核。它们发出纤维经过内囊后肢，最后终止于中央后回下 1/3 区。

（三）角膜反射

角膜受到刺激后神经冲动经三叉神经的眼神经传至脑桥三叉神经感觉核，三叉神经感觉核发出纤维到双侧面神经核，经面神经的颞支使眼轮匝肌收缩，双眼同时闭合。

三、视觉传导通路及瞳孔对光反射通路

（一）视觉传导通路

第一级神经元胞体为视网膜的双极细胞，其周围支与形成视觉感受器的视锥细胞和视杆细胞形成突触，中枢突与节细胞形成突触。第二级神经元胞体是节细胞，其轴突在视神经盘（乳头）处集合向后穿巩膜形成视神经。视神经向后经视神经管入颅腔，形成视交叉后，延为视束。在视交叉中来自两眼视网膜鼻侧半的纤维交叉，走在对侧视束中；颞侧半的不交叉，走在同侧视束中。因此，左侧视束含有来自两眼视网膜左侧半的纤维，右侧视束含有来自两眼视网膜右侧半的纤维。视束行向后外，绕大脑脚，多数纤维止于外侧膝状体。第三级神经元胞体在外侧膝状体内，它们发出的轴突组成视辐射，经内囊后肢，终止于大脑距状沟周围的枕叶皮质（视区）。还有少数纤维经上丘臂终止于上丘和顶盖前区，与瞳孔对光反射通路有关。

视觉传导通路的不同部位损伤所引起的视野变化：一侧视神经损伤，患侧视野全盲；视交叉中央部（交叉纤维）损伤，双侧视野颞侧偏盲；视交叉外侧部损伤，患侧视野鼻侧偏盲；一侧视束视辐射或视觉中枢损伤，双眼视野对侧同向性偏盲（即患侧视野鼻侧半偏盲和健侧视野颞侧半偏盲）。

（二）瞳孔对光反射

光照一侧瞳孔，引起双侧瞳孔缩小的反应，称为瞳孔对光反射。瞳孔对光反射分为直接对光反射和间接对光反射。瞳孔对光反射通路又称光反射通路，从视网膜起始，经视神经、视交叉和视束，再经上丘臂到达顶盖前区，此区发出的纤维止于两侧的动眼神

经副核。动眼神经副核的轴突（副交感神经节前纤维）经动眼神经到睫状神经节更换神经元，节后纤维支配瞳孔括约肌，引起双侧瞳孔缩小。

【下行传导通路（运动传导通路）】

一、锥体系

椎体系对骨骼肌的支配一般认为有两级神经元，即上、下运动神经元。上运动神经元胞体位于大脑中央前回和中央旁小叶前部，下运动神经元胞体位于脑神经运动核和脊髓前角内，其轴突分别组成脑神经和脊神经的运动纤维。

（一）皮质脊髓束

大脑中央前回上 2/3 和中央旁小叶前部发出纤维组成皮质脊髓束，在锥体下端，绝大部分纤维（70%～90%）左右相互交叉，形成锥体交叉。交叉后的纤维至对侧脊髓外侧索的后外侧部下行，形成皮质脊髓侧束。皮质脊髓侧束的纤维在下行过程中陆续止于同侧脊髓各节的前角运动细胞，主要是前角外侧核，发出纤维经脊神经根至脊神经，支配四肢带肌和四肢肌。在延髓内没有交叉的纤维则在同侧脊髓前索内下行，于脊髓前正中裂的两侧形成皮质脊髓前束，其纤维逐节经白质前连合交叉终止于对侧的前角运动细胞，部分不交叉的纤维中继后终于同侧前角运动神经细胞，主要支配躯干肌。所以，躯干肌是受两侧大脑皮质支配，而上、下肢肌只受对侧大脑皮质支配。

（二）皮质核束

中央前回下 1/3 区发出纤维，组成皮质核束，经过内囊膝，向下终止于脑干脑神经运动核，经脑神经到头面部肌肉。面神经核下部、舌下神经核只接受对侧的皮质核束，损伤导致口角歪向健侧，舌尖偏向患侧。

上、下运动神经元损伤的临床表现如下。

上运动神经元（锥体细胞和锥体束）损伤：瘫痪特点为痉挛性，肌张力增高，深反射亢进，浅反射消失或减弱，肌萎缩不明显，病理反射阳性。

下运动神经元（脑神经运动核、脊髓前角、脑脊神经）损伤：瘫痪特点为弛缓性，肌张力降低，深反射消失，浅反射消失，肌萎缩明显，病理反射阴性。

二、锥体外系

锥体外系指锥体系以外与随意运动有关的结构的总称，其作用是调节肌张力，维持身体的姿势和平衡，协调随意运动。主要有以下几个环路：新纹状体—苍白球系、皮质—纹状体—背侧丘脑皮质环路、纹状体—黑质环路、苍白球—底丘脑环路、皮质—脑桥—小脑系。

实验部分

一、实验目的

了解神经反射、神经传导路的一般概念。掌握本体感觉传导通路，痛、温觉传导通路，视觉传导通路和瞳孔对光反射通路。了解听觉传导通路。掌握锥体系，了解锥体外系、神经系统的化学通路。

项目 分级要求	基础要求	较高要求	高要求
躯干、四肢本体感觉传导通路	三级神经元的名称和交叉位置	三级神经元胞体和纤维的结构名称、位置，大脑皮质功能区在身体各部位的具体投影	各纤维的起止点及各部分受损后的症状
躯干、四肢浅感觉传导通路	三级神经元的名称和交叉位置	三级神经元胞体和纤维的结构名称、位置，大脑皮质功能区身体各部位的具体投影	各纤维的起止点及各部分受损后的症状
头面部浅感觉传导通路	三级神经元的名称和交叉位置	三级神经元胞体和纤维的结构名称、位置，大脑皮质功能区在身体各部位的具体投影	各纤维的起止点及各部分受损后的症状
视觉传导通路的组成	三级神经元的名称和交叉位置	三级神经元胞体和纤维的结构名称、位置	神经元各部分受损后的视野缺损情况
瞳孔对光反射通路	组成和位置	直接对光反射、间接对光反射	传导通路各部位受损后的症状
锥体系（皮质核束和皮质脊髓束）	上、下二级神经元的名称和交叉位置	上、下神经元胞体和纤维的结构名称、位置	传导通路各部位受损后的症状，核上瘫与核下瘫的不同

二、实验内容

1. 识别躯干、四肢本体感觉传导通路。第一级神经元：脊神经节细胞；第二级神经元：薄束核和楔束核；第三级神经元：丘脑腹后外侧核。指出该传导通路的起、止部位，交叉部位，纤维束的行程，经过内囊的部位及皮质投射区。

2. 识别躯干、四肢浅感觉传导通路。第一级神经元：脊神经节；第二级神经元：脊髓后角的缘层和后角固有层；第三级神经元：丘脑手电后外侧核。指出该传导通路的起源、交叉部位、纤维束的行程、经过内囊的部位及皮质投射区。

3. 辨识头面部浅感觉传导通路。

4. 识别视觉传导通路的组成、纤维交叉部位、经过内囊的位置和皮质投射区。辨识瞳孔对光反射通路。

5. 识别锥体系的组成，皮质核束与皮质脊髓束支配的范围、特点，核上瘫与核下瘫损伤部位的差异与表现。

三、实验仪器设备及消耗材料名称/数量

各种神经传导通路模型、各种神经传导通路挂图。

四、实验原理和方法

示教：以挂图和模型讲示中枢神经传导通路的组成及行程。学生参阅教材，自行观察模型和挂图。

五、实验步骤

简要复习传导通路，再由学生自己观察，指导教师在实验室中巡回指导。

六、实验注意事项

各种标本、模型、示意图等有机结合。

七、思考题

用箭头符号表示视觉传导通路及瞳孔对光反射的路径。

实验二十七　观察脑脊髓被膜、血管和内分泌腺形态

理论复习

【脑和脊髓的被膜】

脑和脊髓的表面由外向内包有硬膜、蛛网膜和软膜三层被膜。硬膜由厚而坚韧的结缔组织构成。蛛网膜为紧贴硬膜内面的半透明薄膜，与软膜之间有结缔组织小梁相连。软膜薄而富有血管，紧贴脊髓和脑的表面，并深入其沟裂中。它们有支持、保护、营养脑和脊髓的作用。

一、硬膜及形成的结构

（一）硬脊膜

硬脊膜上端附于枕骨大孔边缘，与硬脑膜相延续，下端达第 2 骶椎平面逐渐变细，包裹终丝，末端附于尾骨，全长包绕脊髓和马尾。两侧在椎间孔处与脊神经被膜相连续。硬脊膜与椎管内面的骨膜及黄韧带之间有狭窄腔隙，称为硬膜外隙，内含疏松结缔组织、脂肪组织、淋巴管、椎内静脉丛，有脊神经根通过。硬膜外隙不与颅内相通，此隙上部略呈负压。硬膜外麻醉即将药物注入此隙，以阻滞脊神经根内的神经传导。

（二）硬脑膜

硬脑膜由外层的颅骨内膜和内层的硬膜合成。硬脑膜的血管和神经行于两层之间。硬脑膜与颅盖骨结合较松，因而颅盖外伤，硬脑膜血管破裂时，易在颅骨与硬脑膜间形成硬膜外血肿；而硬脑膜与颅底骨结合紧密，当颅底骨折时，容易将硬脑膜和蛛网膜同时撕裂，使脑脊液外漏。

硬脑膜内层向内折叠形成板状结构，伸入各脑部之间，对脑有固定和承托作用，主要有大脑镰、小脑幕、小脑镰。

硬脑膜窦为硬脑膜的两层在某些部位分开，内衬内皮细胞，构成特殊的颅内静脉，输送颅内静脉血。窦内无瓣膜，窦壁无平滑肌，不能收缩，故硬脑膜窦损伤，出血较

多。主要的硬脑膜窦有上矢状窦、下矢状窦、直窦、乙状窦、窦汇、海绵窦、岩上窦、岩下窦。

二、蛛网膜

(一)脊髓蛛网膜

脊髓蛛网膜紧贴硬脊膜内面，向上与脑蛛网膜相续，向下包绕脊髓和马尾，下端达第2骶椎平面。蛛网膜向内发出许多结缔组织小梁与软脊膜相连。蛛网膜和软脊膜之间有宽阔的蛛网膜下隙，隙内充满脑脊液。脊髓和马尾周围有脑脊液保护。该隙下部在马尾周围扩大为终池。腰椎穿刺时，将针刺入蛛网膜下隙的终池可避免损伤脊髓。

(二)脑蛛网膜

脑蛛网膜薄而透明，无血管和神经，包绕整个脑，但不深入脑沟内。该膜与硬脑膜间有潜在的间隙，易分离，与软脑膜之间有许多结缔组织小梁相连，其间为蛛网膜下隙，内含脑脊液和较大的血管。该隙通过枕骨大孔处与脊髓蛛网膜下隙相通。此隙在某些部位较宽大，称蛛网膜下池，如小脑与延髓间的小脑延髓池。第四脑室的脑脊液流入该池，再流入蛛网膜下隙。临床上可经枕骨大孔进针做小脑延髓池穿刺。在上矢状窦附近蛛网膜呈颗粒状突入窦内，称蛛网膜粒，脑脊液通过这些颗粒渗入硬脑膜窦内，回流入静脉。

三、软膜、脉络丛

(一)软脊膜

软脊膜紧贴脊髓表面，在脊髓两侧，脊神经前、后根之间，软脊膜形成两列齿状韧带，齿尖向外经蛛网膜附于硬脊膜，有固定脊髓的作用。

(二)软脑膜

软脑膜紧贴脑的表面，随血管伸入脑的实质中，对脑有营养作用。在脑室附近，由软脑膜、毛细血管和室管膜上皮共同突入脑室内构成脉络丛，是产生脑脊液的主要结构。

【脑和脊髓的血供】

一、脑的血管

脑的动脉：颈内动脉分支有后交通动脉、脉络丛前动脉、大脑前动脉、大脑中动脉；椎动脉分支有小脑下后动脉、小脑下前动脉、迷路动脉、脑桥动脉、小脑上动脉、大脑后动脉。

大脑动脉环：由前交通动脉、两侧大脑前动脉始段、两侧颈内动脉末端、两侧后交通动脉和两侧大脑后动脉始段组成。

脑的静脉：大脑大静脉、硬膜窦。

二、脊髓的血管

脊髓的动脉：脊髓前动脉、脊髓后动脉。

脊髓的静脉：脊髓前后静脉、前后根静脉。

三、脑室、脑脊液及其循环

脑室有两个侧脑室、一个第三脑室、一个第四脑室。

脑脊液是充满脑室和蛛网膜下隙的无色透明液体。成人总量约 150 毫升。它处于不断产生、循环和回流的动态平衡状态，其途径：侧脑室脉络丛产生的脑脊液经室间孔入第三脑室，汇同第三脑室脉络丛产生的脑脊液，经中脑水管入第四脑室，再汇同第四脑室脉络丛产生的脑脊液，自第四脑室正中孔和外侧孔不断流入小脑延髓池，自此池流入脊髓和脑的蛛网膜下隙，沿该隙流向大脑背面，经蛛网膜粒渗入上矢状窦归入静脉。脑脊液循环发生障碍时，可引起脑积水或颅内压增高。

四、脑屏障

脑屏障主要有血-脑屏障、血-脑脊液屏障、脑脊液-脑屏障。

【内分泌腺】

内分泌腺系统是神经系统以外的另一重要调节系统，对机体的新陈代谢、生长发育、生殖活动等进行调节。

内分泌腺为无管腺，其分泌物质称为激素。内分泌腺散在分布于体内，相互间不相连接。内分泌腺供血丰富，分泌物通过血液运输。

一、甲状腺

甲状腺呈 H 形，分两侧叶和峡部，峡部在中间，侧叶贴于喉下部和气管上部的两侧，上达甲状软骨中部，下抵第 6 气管软骨环。峡部一般位于第 2～4 气管软骨环的前方。有时从峡部向上伸出一个长短不一的锥状叶，长者可达舌骨。甲状腺表面有纤维囊包裹。囊外还有颈筋膜包绕。甲状腺借筋膜形成的韧带固定于喉软骨上，故吞咽时甲状腺可随喉上下移动。

甲状腺分泌甲状腺素，可调节机体的基础代谢，并影响机体正常生长发育，尤其是对骨骼和神经系统的发育较为重要。甲状腺功能亢进或低下都会影响机体的正常功能。

二、甲状旁腺

甲状旁腺一般有上、下两对，位于甲状腺侧叶后面，呈扁椭圆形，棕黄色，形状大小似黄豆。上一对多位于甲状腺侧叶后面的上、中 1/3 交界处，下一对常位于甲状腺下动脉附近。甲状旁腺多附于甲状腺侧叶后面的纤维囊上，有时也可埋于甲状腺组织内，使手术时寻找困难。

甲状旁腺分泌甲状旁腺素，能调节机体内钙和磷的代谢，维持血钙平衡。甲状腺手术时应注意保留甲状旁腺。甲状旁腺素分泌不足时，可引起血钙浓度下降，出现手足抽搐，甚至死亡。

三、肾上腺

肾上腺成对，黄色，位于肾的上内方，与肾共同包在肾筋膜和脂肪囊内。左侧者近似半月形，右侧者呈三角形。肾上腺外包被膜，腺实质由表层的皮质和内部的髓质构成。

皮质分泌肾上腺皮质激素，有调节水盐代谢和糖、蛋白质代谢的作用。此外，还可以分泌性激素。髓质分泌肾上腺素和去甲肾上腺素，能使心跳加快、心收缩力加强、小动脉收缩，从而使血压升高。

四、垂体

垂体是不成对的器官，色灰红，呈椭圆形，位于蝶骨体上面的垂体窝内，上端借漏斗连于下丘脑。根据发生和结构特点，垂体可分为前方的腺垂体和后方的神经垂体两部分。腺垂体来自胚胎口凹顶的上皮囊，由许多腺细胞组成；神经垂体由下丘脑延伸发育而来。

通常所称的垂体前叶是以腺垂体为主，垂体后叶是以神经垂体为主。垂体前叶分泌多种激素，促进机体的生长发育和影响其他内分泌腺（如甲状腺、肾上腺和性腺等）的活动。垂体后叶无分泌功能，只贮存和释放由下丘脑运来的抗利尿激素和催产素，其功能是使血压升高、尿量减少和子宫平滑肌收缩。

五、松果体

松果体为一淡红色的椭圆形小体，位于背侧丘脑的后上方，以细柄连于第三脑室顶的后部。儿童期较发达，一般 7 岁以后开始退化，成年后不断有钙盐沉着，常可在 X 线片上见到，临床上可作为颅片定位的一个标志。

松果体分泌的激素有抑制性成熟的作用。

六、胰岛

胰岛位于胰腺内。

七、胸腺

胸腺位于胸骨柄后方，上纵隔前部，有的人胸腺可向上突入颈根部。胸腺一般分为大小不对称的左、右两叶，借结缔组织相连。每叶多呈扁条状，质软。胸腺有明显的年龄变化，新生儿和幼儿的胸腺相对较大，性成熟后最大，重达 25～40 克。以后逐渐萎缩退化，成人胸腺常被结缔组织所代替。

胸腺兼有内分泌功能，可分泌胸腺素，使骨髓产生的淋巴干细胞转化为具有免疫活性的 T 淋巴细胞，再经血液迁入淋巴结和脾，参与机体的免疫反应。

八、生殖腺

生殖腺位于卵巢和睾丸内。

实验部分

一、实验目的

在标本、模型上确认、识别脑、脊髓被膜、血管和内分泌腺的形态。确认脊髓被膜、脑的血管。识别垂体、甲状腺、肾上腺的位置。掌握硬膜外隙、蛛网膜下隙和硬脑膜窦。理解海绵窦的位置及通过海绵窦的结构。掌握脑脊液的产生部位和循环途径。

项目 分级要求	基础要求	较高要求	高要求
脑和脊髓的被膜	组成的三层膜：硬膜、蛛网膜、软膜	硬脊膜、硬膜外隙、蛛网膜下隙；硬脑膜：大脑镰、小脑幕、小脑幕切迹、硬脑膜窦（上矢状窦、下矢状窦、直窦、窦汇、横窦、乙状窦、海绵窦）；脑蛛网膜：蛛网膜下隙、蛛网膜下池、小脑延髓池、蛛网膜粒；软脑膜	脊髓蛛网膜、软脊膜、齿状韧带
脑室名称、位置及连通关系	侧脑室、第三脑室、第四脑室	室间孔、中脑水管、正中孔、外侧孔、蛛网膜下隙、蛛网膜粒、上矢状窦以及脉络丛	脑脊液循环途径

续表

项目 分级要求	基础要求	较高要求	高要求
脑和脊髓的血管	颈内动脉（大脑前动脉和大脑中动脉）、椎动脉（大脑后动脉）	眼动脉、后交通动脉，椎动脉、基底动脉以及大脑动脉环	脉络膜前动脉，脊髓前、后动脉，小脑下后动脉、小脑下前动脉，迷路动脉，脑桥支，小脑上动脉；脑的静脉

二、实验内容

1. 识别脑和脊髓的被膜：硬脊膜、硬膜外隙、脊髓蛛网膜、软脊膜、齿状韧带、蛛网膜下隙。识别硬脑膜：大脑镰、小脑幕、小脑幕切迹、硬脑膜窦（上矢状窦、下矢状窦、直窦、窦汇、横窦、乙状窦、海绵窦）；脑蛛网膜：蛛网膜下隙、蛛网膜下池、小脑延髓池、蛛网膜粒；软脑膜。

2. 观察模型，识别侧脑室、室间孔、第三脑室、中脑水管、第四脑室、正中孔、外侧孔、蛛网膜下隙、蛛网膜粒、上矢状窦。

3. 观察标本、模型和挂图。识别脑和血管：颈内动脉、大脑前动脉、大脑中动脉、脉络膜前动脉、眼动脉、后交通动脉，以及椎动脉，基底动脉，脊髓前、后动脉，小脑下后动脉、小脑下前动脉，迷路动脉，脑桥支，小脑上动脉，大脑后动脉；大脑动脉环；脑的静脉。

4. 观察挂图，理解脑脊液的产生和循环，识别脉络丛。

5. 识别垂体、甲状腺、肾上腺的位置。

三、实验仪器设备及消耗材料名称/数量

脑脊髓的被膜血管标本及模型，甲状腺、垂体、肾上腺的标本、挂图。

四、实验原理和方法

示教：以挂图和模型讲示脑脊液的产生和循环。学生参阅教材，自行观察模型和挂图。

五、实验步骤

简要复习脑被膜血管，再由学生自己观察，指导教师在实验室中巡回指导。

六、实验注意事项

各种标本、模型、示意图等有机结合。内分泌器官小，仔细观察。脑血管易断裂，避免牵拉。

七、思考题

用箭头表示脑脊液的产生和循环。